JO TRAVERS

Mein Power-Programm für starke Knochen

Mit 30 Rezepten und einem Übungsplan

© Welbeck Books Ltd
Originaltitel: The Bone-strength Plan

Texte © Jo Travers 2020
Rezepte (Seiten 82–120) von Heather Thomas © Welbeck Non-Fiction Limited,
Teil der Welbeck Publishing Group Limited 2020
Workout (Seiten 42–53) von Bianca Sainty
© Welbeck Non-Fiction Limited, Teil der Welbeck Publishing Group Limited 2020

Grafikdesign © Welbeck Non-Fiction Limited,
Teil der Welbeck Publishing Group Limited 2020

Jo Travers beansprucht ihre Rechte, als Autorin dieses Werks identifiziert zu werden, in Übereinstimmung mit dem Copyright, Designs and Patents Act 1988 des Vereinigten Königreichs.

© für diese deutsche Ausgabe: Ullmann Medien GmbH,
Rolandsecker Weg 30, 53619 Rheinbreitbach

Übersetzung aus dem Englischen: Jutta Schiborr, Brüssel
Lektorat: Katrin Höller/writehouse, Köln
Satz: writehouse, Köln
Coveradaption: Beate Lennartz
Gesamtherstellung: Ullmann Medien GmbH, Rheinbreitbach

ISBN 978-3-7415-2486-8
10 9 8 7 6 5 4 3 2 1
www.ullmannmedien.com

Dieses Buch ist nicht als Ersatz für die medizinische Beratung von einem Arzt gedacht: Bitte konsultieren Sie für alle Belange, die Ihre Gesundheit betreffen, stets Ihren Arzt oder Gesundheitsdienstleister – besonders bei etwaigen Symptomen, die eine Diagnose oder medizinische Aufmerksamkeit erfordern.

Sämtliche Tipps und Ratschläge dieses Buches wurden mit der größtmöglichen Sorgfalt recherchiert. Die Anwendung erfolgt dennoch auf eigene Gefahr. Eine Haftung des Verlages/der Autorin ist ausgeschlossen.

JO TRAVERS

Mein Power-Programm für starke Knochen

Mit 30 Rezepten und einem Übungsplan

INHALT

Vorwort 6
Einführung 7

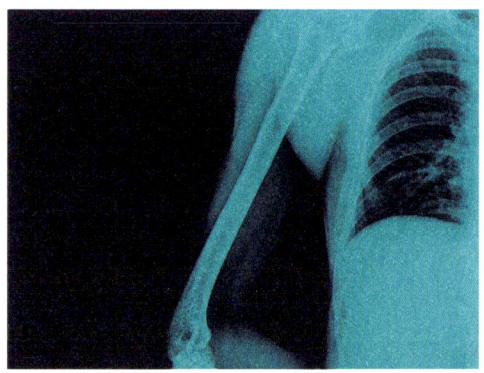

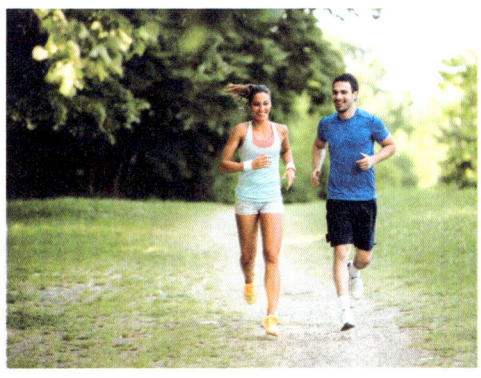

Teil 1:
GRUNDLAGENWISSEN ... 8

Basiswissen Knochen 10

Wie wachsen und regenerieren
Knochen? 14

Knochen und Hormone 18

Faktoren, die die Knochen-
gesundheit beeinflussen 22

Knochenerkrankungen 29

Teil 2:
SPORT ... 36

Wie wirkt sich Sport auf unsere
Knochen aus? 38

Workout für starke Knochen 42

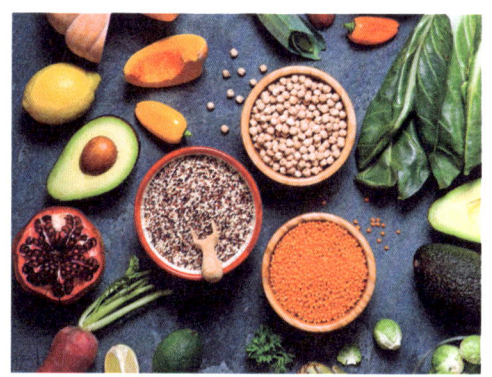
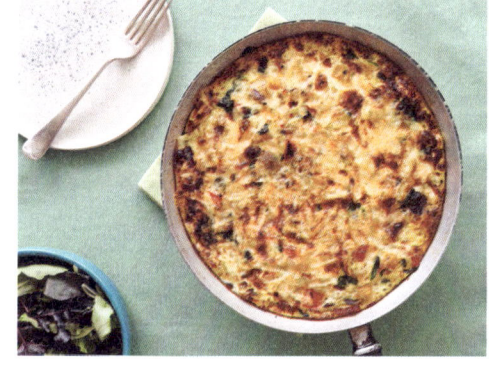

Teil 3:
ERNÄHRUNG 54

Warum ist die Ernährung
so wichtig? 56

Knochenfreundliche Nähr- und
Mineralstoffe 58

Was den Knochen sonst noch hilft 74

Zutaten, die Sie meiden sollten 76

Diäten und Ernährungsweisen, die
sich auf die Knochengesundheit
auswirken 78

Teil 4:
REZEPTE 82

Frühstück und Brunch 84

Leichte Mahlzeiten 92

Hauptgerichte 102

Süßes 110

Snacks 114

Noch ein paar wichtige
Empfehlungen zum Schluss 122

Quellen 124
Register 125
Danksagung 128

VORWORT

Die Knochengesundheit ist wichtig für jeden von uns – egal, ob Mann oder Frau, jung oder alt. Meist denken wir nicht viel an unsere Knochen (bis wir uns einen brechen!). Auf den folgenden Seiten klärt Jo uns jedoch darüber auf, dass es sich um lebendes Gewebe handelt, das ständig repariert und erneuert werden muss.

Osteoporose betrifft über 200 Millionen Frauen weltweit – jede dritte Frau erkrankt daran (aber nur jeder zwölfte Mann). Die maximale Knochendichte wird meist mit Mitte Dreißig erreicht. Danach setzt bei beiden Geschlechtern ein altersbedingter gradueller Knochenabbau ein, der bei Frauen wegen des sinkenden Östrogenspiegels in der Menopause aber deutlich stärker ausgeprägt ist. Für postmenopausale Frauen ist deshalb die Knochengesundheit von besonderem Belang. Aber auch jüngere Frauen, Männer und vereinzelt sogar Kinder können davon betroffen sein.

Rachitis – eine Erkrankung, die die Knochenentwicklung bei Kindern beeinträchtigt und Schmerzen, verzögertes Wachstum und weiche, schwache Knochen verursacht, welche zu Fehlbildungen führen können – ist kein Problem aus der Vergangenheit. Erwachsene können an einer ähnlichen Krankheit namens Osteomalazie leiden. Die häufigste Ursache ist Vitamin-D- oder Calciummangel.

Sport, Sonnenlicht und eine gesunde Ernährung sind für den Knochenaufbau und -erhalt unerlässlich. Übungen mit Gewichtsbelastung eignen sich besonders gut, denn sie fördern die Calciumeinlagerung in die Knochen und verbessern so Festigkeit und Wachstum. Das Workout-Programm in diesem Buch lässt sich leicht in Ihren Alltag einbauen. Eine ausgewogene Ernährung von der Kindheit bis ins Erwachsenenalter ist für die Knochengesundheit sehr wichtig. Die köstlichen Rezepte im Buch tragen zum Erhalt Ihrer Knochengesundheit bei.

Vitamin D ist lebensnotwendig, denn nur mit seiner Hilfe können Calcium und Phosphor für starke Knochen und Zähne sorgen. Sonne auf der Haut bildet Vitamin D – deshalb sollte man sich ihr vom Frühjahr bis zum Herbst täglich 20 Minuten aussetzen. Vitamin D kann aber auch über Milchprodukte, Lebertran, Sardinen, Hering, Lachs und Thunfisch zugeführt werden. Jo hat all diese Fakten über Knochen und noch mehr in diesem anschaulichen, prägnanten und schön bebilderten Buch zusammengefasst:

Dr. Caroline Marfleet, Ärztin und Spezialistin auf dem Gebiet der Menopause

EINFÜHRUNG

Knochen mögen starr erscheinen, doch in Wahrheit sind sie genau das Gegenteil: Sie verändern sich ständig und unterliegen einem fortwährenden Umbau. Wie sie sich im Laufe der Zeit verändern, zeigt der Vergleich zwischen Babys und Erwachsenen: Babys haben mehr Knochen, weil einige kleinere Knochen erst mit der Zeit zusammenwachsen. Wenn Kinder größer werden, wachsen ihre Knochen mit ihnen – während wir Erwachsenen, wenn wir älter werden, an Knochenmasse verlieren.

Knochen kann man zwar nicht sehen, doch man sollte sie trotzdem im Auge behalten. Weltweit passieren jedes Jahr fast neun Millionen Knochenbrüche, die allein auf Osteoporose zurückzuführen sind. Hüftfrakturen sind ein spezielles Problem, da sie oft chronische Schmerzen und Bewegungseinschränkungen nach sich ziehen, die die Selbstständigkeit beeinträchtigen können. Einer Studie zufolge mussten beinahe 20 Prozent der Menschen, die vorher in einer eigenen Wohnung wohnten, nach einer Hüftfraktur in ein Pflegeheim umziehen.[1] Auf unsere Knochen zu achten und das Risiko von Knochenbrüchen zu reduzieren, kann also den entscheidenden Unterschied ausmachen: So können wir unter Umständen bis ins hohe Alter in unseren eigenen vier Wänden wohnen bleiben und sind nicht auf fremde Hilfe im Heim angewiesen.

Einige Dinge, mit denen wir geboren werden, können wir nicht ändern – so haben unsere Gene großen Einfluss auf die Knochengesundheit. Und auch an der Tatsache, dass wir älter werden, lässt sich nicht rütteln. Doch einiges können wir ändern, um unseren Knochen etwas Gutes zu tun. Knochen werden von unserer Umwelt, Ernährung, Krankheiten, Medikamenten, Sport, Rauchgewohnheiten, Alkoholkonsum und Vielem mehr beeinflusst. Da fällt es Ihnen vielleicht schwer, den richtigen Ansatz zu finden. Wie können Sie sich um Ihre Knochen kümmern? Dabei möchte Ihnen dieses Buch helfen. Es verschafft Ihnen einen Überblick darüber, wie Knochen funktionieren und welche Faktoren die Knochengesundheit beeinflussen. Darüber hinaus enthält es gezielte Übungen, Rezepte und viele Tipps, wie Sie Ihre Knochen stärken können.

Egal, wer Sie sind und wie alt Sie sind – Sie sollten Ihren Knochen mehr Aufmerksamkeit schenken. Es ist nie zu spät, damit anzufangen!

Jo Travers

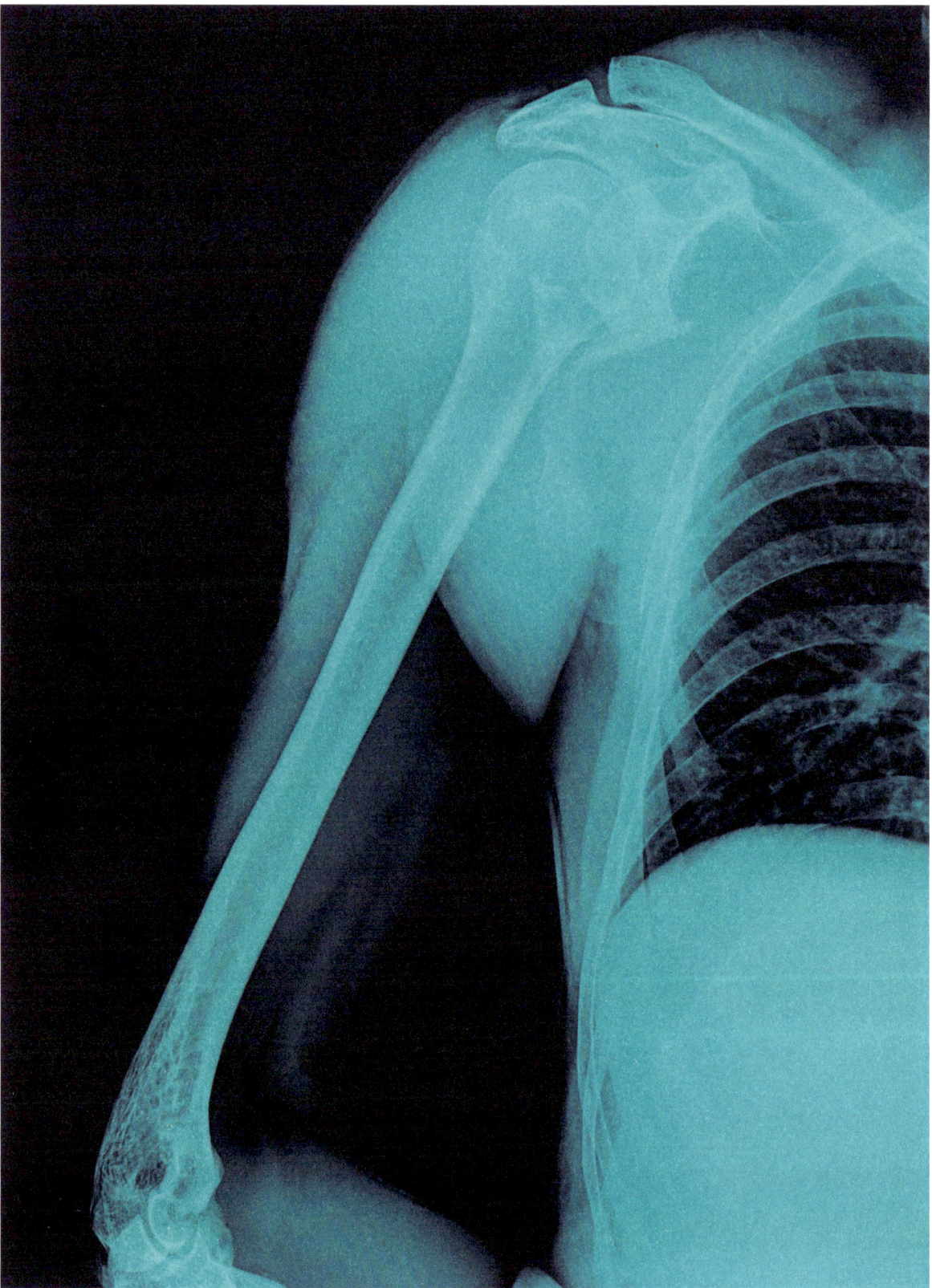

1

GRUNDLAGEN WISSEN

Knochen spielen eine wichtige Rolle im Körper: Zu ihren elementaren Funktionen gehört, dass sie Halt geben, die Organe schützen und die Muskeln verankern. In diesem Kapitel erfahren Sie alles Wissenswerte über Knochen – woraus sie bestehen, welche Aufgaben sie übernehmen, wie sie wachsen und sich regenerieren und wie sie von Alter, Lebensstil und Hormonen beeinflusst werden. Außerdem lernen Sie, wie es zu Krankheiten wie Osteoporose und Arthritis kommt und wie Sie ihnen vorbeugen können.

BASISWISSEN KNOCHEN

Knochen dienen als Stützgerüst für unseren Körper. Aber sie arbeiten auch eng mit den Muskeln zusammen und ermöglichen uns so, uns fortzubewegen. Darüber hinaus übernehmen sie auch eine Schutzfunktion im Körper.

Der Schädel schützt das Gehirn, die Rippen schützen als knöcherner Käfig die inneren Organe. Knochen haben unglaubliche Speicherkapazitäten für Mineralstoffe, auf die der Rest des Körpers bei Bedarf zurückgreifen kann. Einige Knochen speichern auch Fett und legen so Energiereserven an. Außerdem bilden Knochen Blutkörperchen, neben den roten auch die weißen, ein wesentlicher Bestandteil unseres Immunsystems. Des Weiteren sind Knochenzellen für die Bildung bestimmter Hormone verantwortlich.

Der Knochenaufbau

Knochen bestehen aus der harten, kompakten Außenfläche Kortikalis – ein Großteil unserer Knochenmasse – und dem schwammartigen inneren Kern Spongiosa. Diese Doppelstruktur erfüllt eine schwierige Aufgabe: Sie muss stabil genug sein, um Halt zu bieten, aber auch leicht genug, um uns problemlos fortbewegen zu können. Und sie muss elastisch genug sein, um Stöße abzufangen.

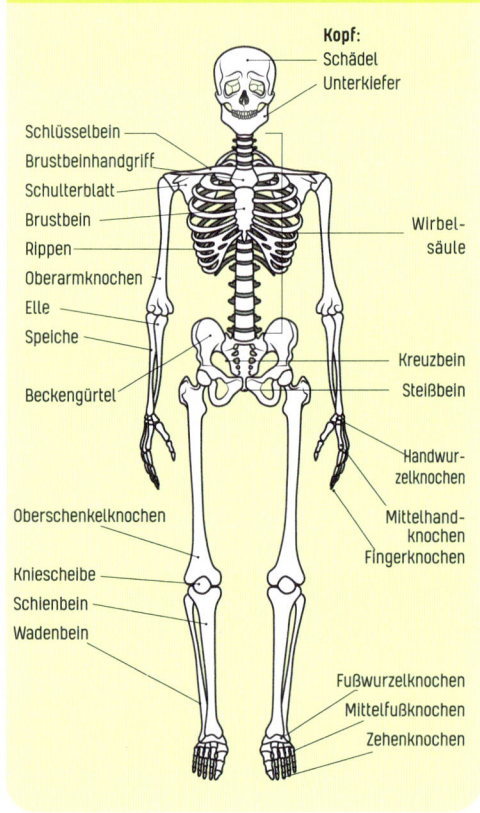

Das menschliche Skelett

Kortikalis

Diese harte äußere Schicht besteht aus Mineralstoffen, hauptsächlich Calcium und Phosphat. Sie sind in kristalliner Form miteinander vernetzt, was für Festigkeit sorgt. Eine nanoskopische Schicht zwischen den Kristallen, die aus der zähen Substanz Citrat besteht, ermöglicht es ihnen, sich gegeneinander zu verschieben, ohne sich zu einem einzigen Kristall zusammenzuschließen. Das verleiht den Knochen die Fähigkeit, Stöße abzufedern – so brechen sie auch nicht, wenn wir z.B. auf und ab hüpfen.

Knochenaufbau

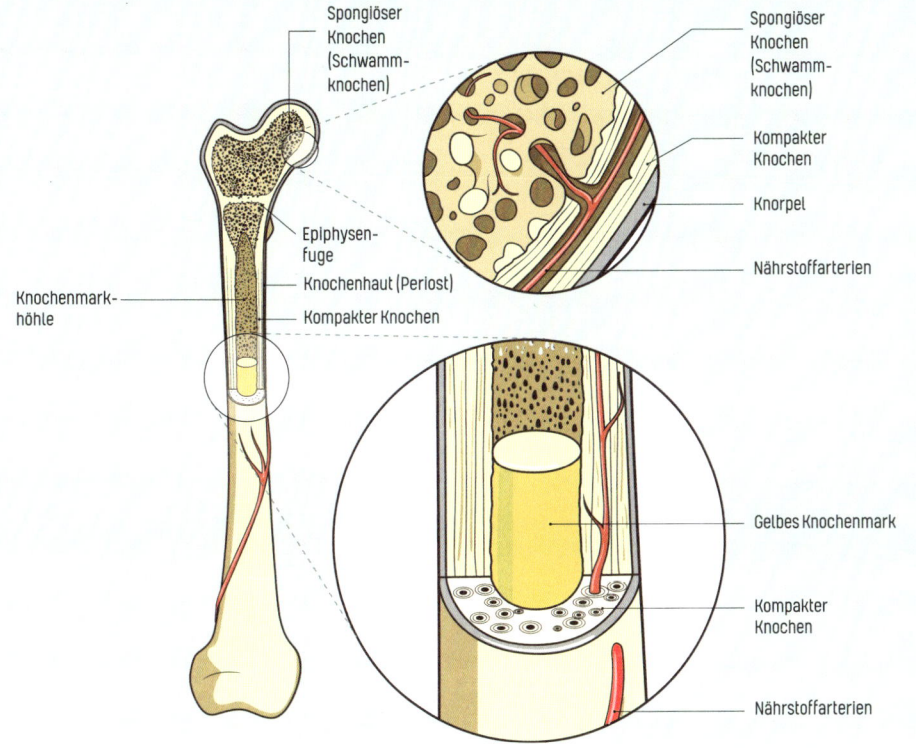

Spongiosa

Diese innere durchlässige Knochenschicht ist sehr viel weniger dicht als die harte Außenschicht. Sie ist hauptsächlich in den Knochenenden der langen Röhrenknochen zu finden, aber auch in den Beckenknochen, den Rippen, im Schädel und in der Wirbelsäule.

Das „schwammige" Gewebe der Spongiosa ist mit Knochenmark gefüllt – dem Bereich des Knochens mit der größten Stoffwechselaktivität. Hier werden rote Blutkörperchen (die Sauerstoff transportieren), weiße Blutkörperchen (die Infektionen bekämpfen) und Blutplättchen (die bei der Blutgerinnung helfen) gebildet. Die Zellen hier werden ständig abgebaut, während neue entstehen. Wenn wir älter werden, steht statt der Bildung von Zellen, die das Wachstum anregen (rotes Knochenmark), die Einlagerung von Fettzellen (gelbes Knochenmark) im Vordergrund. Ein Netz aus Blutgefäßen verbindet das Knochenmark mit einer Bindegewebsschicht auf der Knochenaußenseite. Es liefert Blut und Nährstoffe, die Wachstum, Gesundheit und Heilung der Knochen unterstützen.

Woraus bestehen Knochen?

Der Großteil unserer Knochenmatrix besteht aus Mineralstoffen, vor allem Calcium und Phosphor, aber auch aus kleineren Mengen Magnesium, Kalium, Natrium und Strontium. Der Rest sind Proteine – hauptsächlich in Form des Bindegewebes Kollagen – und Wasser.

Kollagen und Osteoid

Kollagen ist das am häufigsten im Körper vorkommende Protein. Zusammen mit Mineralkristallen sorgt es für die Festigkeit unserer Knochen. Die Kollagenschichten bestehen aus Proteinfasern, die in einem alternierenden Muster angeordnet sind. Diese Fasern sind mit einer Art biologischem „Klebstoff" vermischt und bilden die Knochengrundsubstanz, das Osteoid. Das Osteoid hilft neu geformtem Knochengewebe dabei, sich mit der darunterliegenden Schicht zu verbinden. Anschließend werden Knochenmineralien im Osteoid eingelagert, die es verhärten lassen (Ossifikation).

Knorpel

Knorpel ist ein kollagenhaltiges Bindegewebe, das Knochen an Gelenken wie Ellbogen und Knien zusammenführt. Außerdem ist er an der Knochenbildung im Mutterleib und in der Kindheit beteiligt. Das Skelett eines Neugeborenen besteht in der Hauptsache aus Knorpel, der mit der Zeit durch Mineralkristalle und Kollagen ersetzt wird und so verknöchert. Die Röhrenknochen wachsen während der Kindheit weiter in die Länge, und zwar mithilfe von Wachstumsfugen („Epiphysenfugen") an den Knochenenden. Die Knochen wachsen, wenn sich Knorpelzellen in diesen Wachstumsfugen teilen und vermehren, wodurch ältere Zellen in die Knochenmitte geschoben werden. Wenn diese Zellen absterben, werden sie durch Knochengewebe ersetzt. Sobald ein Knochen zum Ende der Pubertät seine volle Größe erreicht hat, werden die Wachstumsfugen in Knochen umgewandelt – und bilden dann die sogenannte „Epiphysenlinie".

Ein gesundes Gelenk

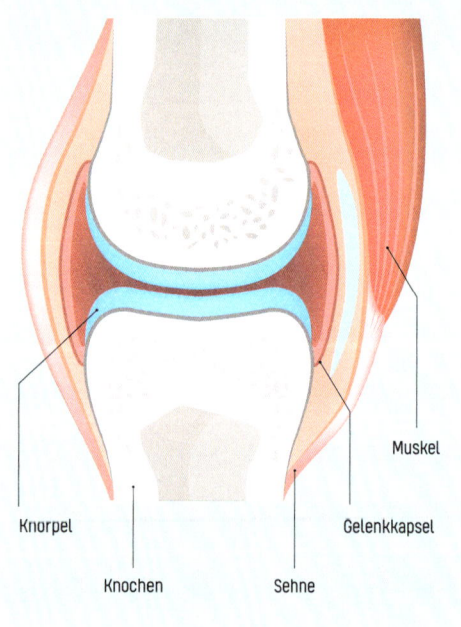

Zellen
Knochen besitzen drei wichtige Zelltypen mit jeweils ganz spezifischen Funktionen:

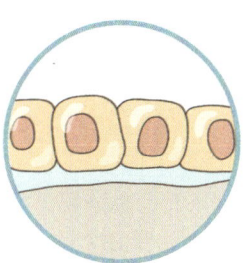

OSTEOBLASTEN gelten als „Knochenbildner". Man findet sie an der Knochenoberfläche. Sie schütten das Hormon Osteocalcin aus und produzieren ein Kollagen-Protein-Gemisch, das mineralisiert und zu Knochen wird. Da Osteoblasten Kollagen absondern, formt sich der Knochen um sie herum; sie werden quasi in den Knochen „eingebettet". Sobald sie von Knochensubstanz umgeben sind, werden sie zu Osteozyten (siehe unten).

OSTEOZYTEN (wörtlich „Knochenzellen") sind ehemalige Osteoblasten, die aber, sobald sie von neuem Knochengewebe umgeben sind, kein Kollagen mehr absondern und zu Knochenregulatoren werden. Sie spielen eine wesentliche Rolle beim Erhalt der Knochengesundheit: Sie sagen anderen Zellen, was sie tun sollen, indem sie chemische Substanzen freisetzen, die die Knochenbildung fördern oder das Knochenwachstum hemmen. Müssen Ihre Knochen beispielsweise stärker werden, weil Sie mit dem Joggen anfangen, teilen die Osteozyten den Osteoblasten mit, dass sie mit der Knochenbildung beginnen sollen. Sinkt der Calciumspiegel im Blut zu stark, halten die Osteozyten die Osteoklasten (siehe unten) an, Knochenmasse abzubauen und Mineralstoffe freizusetzen.

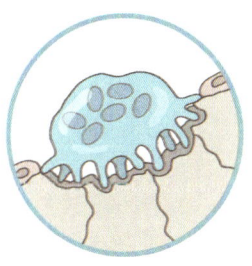

OSTEOKLASTEN („Knochenfresser") sind Zellen, die Enzyme zur Auflösung und zum Abbau von Knochengewebe bilden, damit es umgebaut und repariert werden kann. Dieser Vorgang setzt in den Knochen gespeicherte Mineralstoffe frei, welche wieder in die Blutbahn übergehen. Wie die Osteoblasten sind auch diese Zellen an der Oberfläche von kompaktem Knochengewebe zu finden.

WIE WACHSEN UND REGENERIEREN KNOCHEN?

Knochen sind dynamische Organe, die sich in Wechselwirkung mit ihrer Umgebung ständig verändern: Sie wachsen, setzen Mineralstoffe frei und reparieren sich, wenn sie gebrochen sind, selbst. Dies alles geschieht dank der Aktivität von Knochenzellen (siehe S. 13) – die entsprechenden Prozesse werden „Modeling" und „Remodeling" genannt.

Knochenmodeling und -remodeling

Modeling ist der Prozess des Knochenwachstums. Dieses setzt schon früh im Mutterleib ein und wird während der gesamten Kindheit bis ins Jugendalter fortgeführt. Die Röhrenknochen der Arme und Beine wachsen in die Länge und Breite, und auch der Schädel wächst, als Reaktion auf das größer werdende Gehirn. Mit etwa 20 Jahren sind die Schädelplatten zusammengewachsen.

Zum Knochenumbau (Remodeling) kommt es, wenn bereits vorhandene Knochenmasse abgebaut und an der gleichen Stelle neues Knochengewebe aufgebaut wird. 10 Prozent der Knochenmasse von Erwachsenen werden jedes Jahr ersetzt. Ein Grund dafür ist der Austausch und Ersatz alter Zellen: Wie alle anderen Zellen werden Knochenzellen, sobald sie alt oder beschädigt sind, aus dem Verkehr gezogen. Zum Remodeling kann es aber auch z.B. bei vermehrter körperlicher Betätigung kommen. Neue Knochenmasse wird produziert, um der erhöhten Belastung gerecht zu werden. Schränken Sie Ihre körperlichen Aktivitäten hingegen ein, wird Ihr Knochengewebe auf die fehlende Beanspruchung reagieren und einige Ihrer Knochenzellen ausrangieren.

Dieser Prozess ermöglicht es uns, unsere Knochen durch Sport gezielt zu stärken. Dabei ist aber wichtig zu wissen, dass Osteoklasten sehr schnell arbeiten und Knochengewebe innerhalb von etwa 10 Tagen abbauen können. Osteoblasten wiederum brauchen sehr viel länger, um sich zu vermehren – die von den Osteoklasten hinterlassenen Löcher (Lakunen) sind erst nach 2 bis 3 Monaten wieder aufgefüllt.

Der Knochenumbau kann auch eine Antwort auf den Bedarf des Körpers an Mineralstoffen sein. Knochen sind ein wichtiger Speicher für Phosphat und Calcium, die an vielen Reaktionen und Prozessen beteiligt sind. Wenn irgendwo im Körper Bedarf an diesen Mineralstoffen herrscht, setzen Osteoklasten sie aus dem Skelett frei und Osteoblasten fangen an, das verwendete Knochengewebe zu ersetzen.

Der Knochenumbau (Remodeling) verläuft in vier verschiedenen Phasen:

1 Aktivierungsphase
Osteoklasten werden aktiviert und aus Stammzellen werden neue gebildet.

2 Resorptionsphase
Osteoklasten produzieren Säuren, die Knochenmineralien abbauen. Der Calcium- und Phosphatgehalt im Blut steigt. Dieser Vorgang hinterlässt Löcher (Lakunen) im Knochen.

3 Anbauphase
Durch den gestiegenen Mineralstoffgehalt im Blut werden Osteoblasten aktiviert und gebildet, um die Löcher aufzufüllen und neue Knochen herzustellen.

4 Ruhephase
Osteoblasten werden zu Osteozyten und „Ruhezellen", die sich auf der Oberfläche des neu gebildeten Knochens aneinanderreihen.

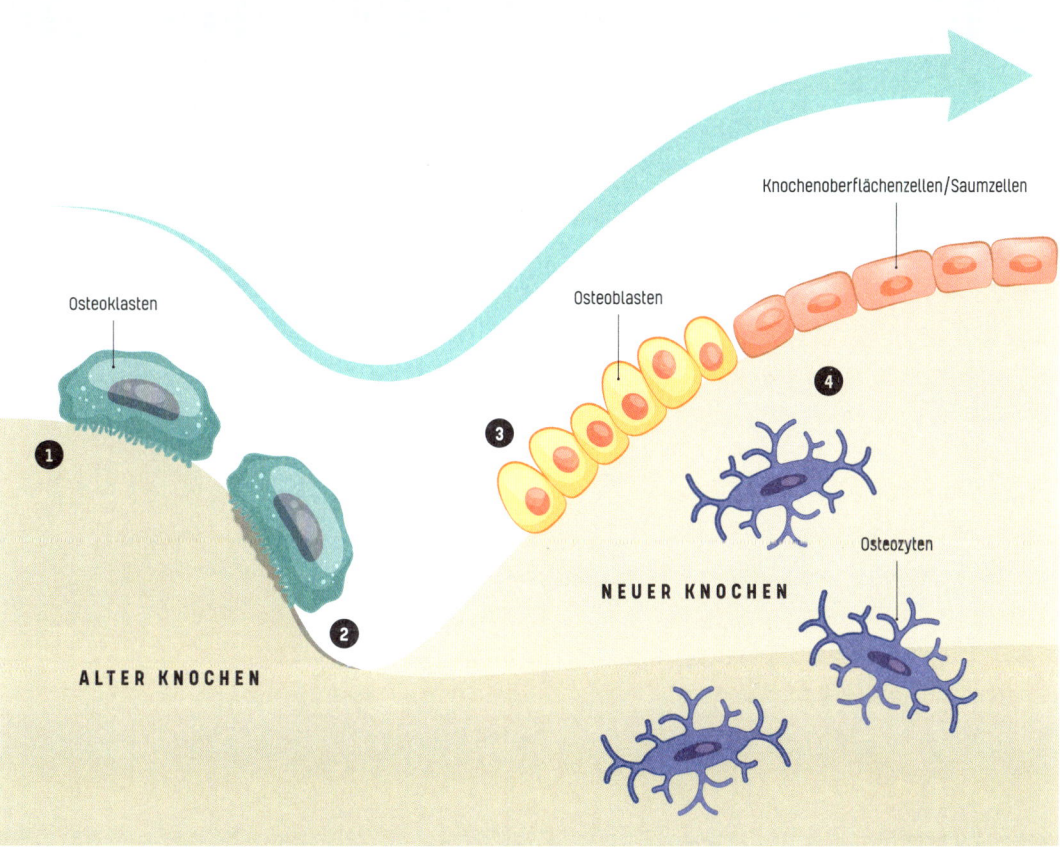

Wachstum und Reparatur im Laufe des Lebens

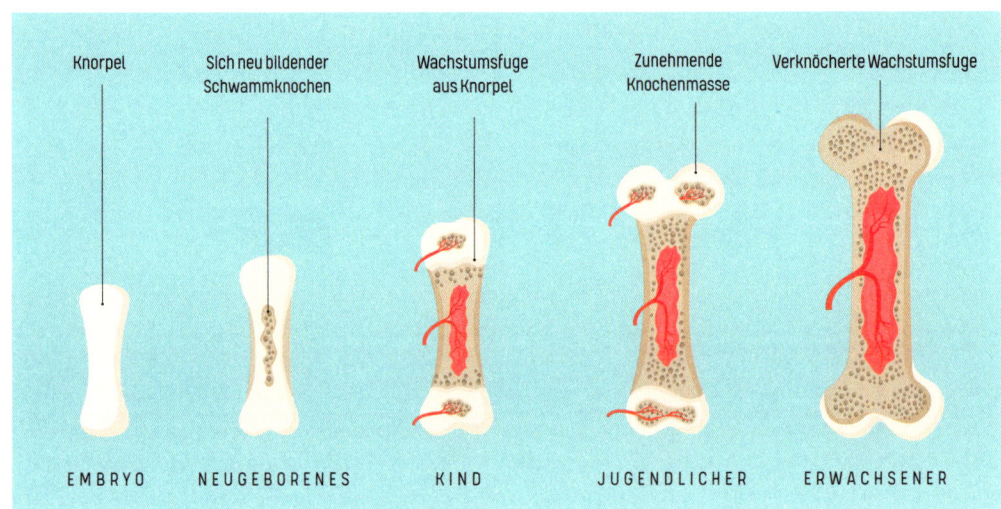

Knochen passen sich unseren Lebensphasen sehr gut an. In Säuglingsalter und Kindheit wachsen sie rasch und benötigen sehr viel Calcium und andere Mineralien. Säuglinge nehmen etwa 75 Prozent des Calciums auf, das sie mit der Nahrung zugeführt bekommen, Erwachsene nur noch etwa 30 Prozent.

Bei Kindern findet man an den Enden der Röhrenknochen (z.B. in Beinen und Armen) aus Knorpel bestehende Wachstumsfugen (siehe oben), die dem Längenwachstum der Knochen dienen. Wenn die Knochen im späten Teenageralter ihre volle Größe erreicht haben, werden die Fugen durch festes Knochengewebe ersetzt. Ähnlich ist es bei den Platten, aus denen der Schädel besteht: Im frühen Erwachsenenalter, wenn das Gehirn nicht mehr größer wird, wachsen sie zusammen.

Während die Knochen von Kindern und Jugendlichen wachsen, nimmt ihre Knochendichte zu. Die sogenannte „peak bone mass" (PBM), die maximale Knochendichte, ist irgendwann zwischen dem 16. und 35. Lebensjahr erreicht. Doch selbst nachdem das Wachstum der Knochen beendet ist, kann ihre Mineraldichte noch zunehmen. Genau genommen findet Knochenbildung das ganze Leben lang statt – die Knochendichte nimmt nur ab, weil der Knochenabbau den -aufbau allmählich überwiegt.

Je höher die maximale Knochendichte ist, desto geringer ist das Risiko von Brüchen und Knochenproblemen im späteren Leben. Eine hohe PBM zu erreichen, ist aber nicht immer möglich – manche Faktoren lassen sich verändern, andere, wie unsere Gene, sind fest vorgegeben. Gute Ernährung in Kindheit und Jugend, insbesondere eine ausreichende Calcium- und Vitamin-D-Zufuhr, ist ein starker Indikator für eine hohe Knochendichte; Rauchen und Alkoholkonsum im Erwachsenenalter können einen negativen Effekt haben.

Wer in der Jugend regelmäßig Übungen mit Gewichtsbelastung durchführt, kann gezielt etwas für seine maximale Knochendichte tun, denn dies stimuliert das Knochenwachstum zu einer Zeit, in der die Knochen optimal wachsen können. Nutzt man dieses Zeitfenster allerdings nicht, steigt das Risiko, im Alter schwache Knochen zu haben. Das Fenster schließt sich wieder, wenn wir auf die Dreißig zugehen und die Knochenbildungsrate allmählich abnimmt.

In Schwangerschaft und Stillzeit sind die Knochen ebenfalls Veränderungen unterworfen. Der Calciumbedarf des Babys kann für die Mutter zu einem beträchtlichen Verlust an Knochenmasse führen, besonders in der Stillzeit, denn in der Schwangerschaft verleiht die verstärkte Hormonproduktion den Knochen einen gewissen Schutz. Zum Glück wird die abgebaute Knochenmasse nach dem Abstillen weitgehend durch neue ersetzt.

Bei einer guten Nährstoffzufuhr und regelmäßigen Aktivitäten mit Gewichtsbelastung kann die Knochendichte im Erwachsenenalter einige Jahre lang stabil bleiben. Bei Frauen sorgt der dramatische Rückgang der Östrogenproduktion in den Wechseljahren (meist im Alter zwischen 45 und 55) jedoch für bedeutende Veränderungen: Weniger Östrogen verursacht einen schnellen Rückgang der Knochenmineraldichte von bis zu 10 Prozent. Diese Abnahme tritt in der Regel in den ersten fünf Jahren nach der Menopause ein. Danach setzt ein langsamerer, altersbedingter Knochenabbau ein. Männer sind lediglich von dem altersbedingten Abbau betroffen, denn Östrogen spielt für ihre Knochengesundheit eine deutlich geringere Rolle.

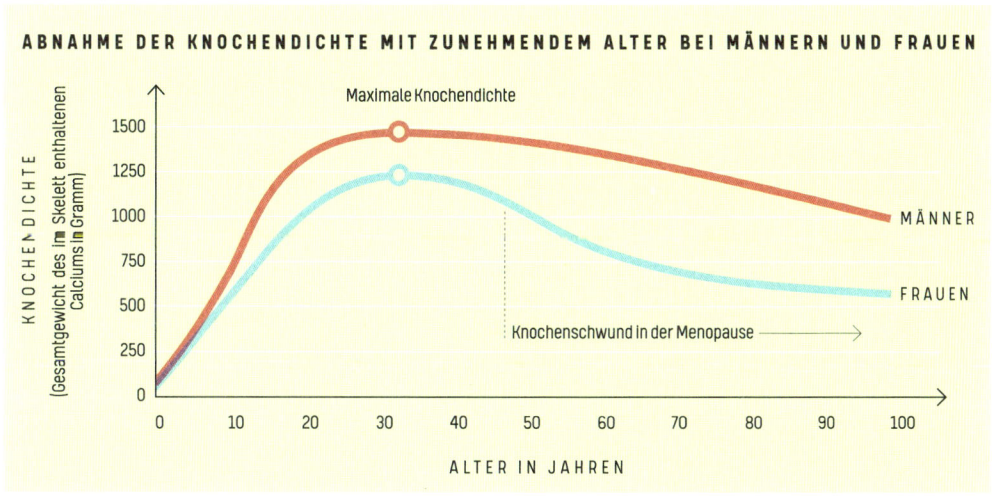

KNOCHEN UND HORMONE

Hormone sind chemische Botenstoffe, die den Zellen sagen, was sie tun müssen. Eine Vielzahl von Hormonen wirkt direkt auf die Knochenzellen ein. Andere Hormone wiederum nehmen indirekt Einfluss: mittels anderer Organe wie Darm und Nieren, die den Knochenstoffwechsel beeinflussen, indem sie Hormone produzieren und Mineralstoffe aufnehmen. Hormone reagieren auf die Bedingungen im Körper: So löst ein niedriger Calciumspiegel im Blut eine hormonelle Reaktion aus. Sie teilt den Knochen mit, dass sie Calcium freisetzen sollen, und dem Darm, mehr Calcium aufzunehmen.

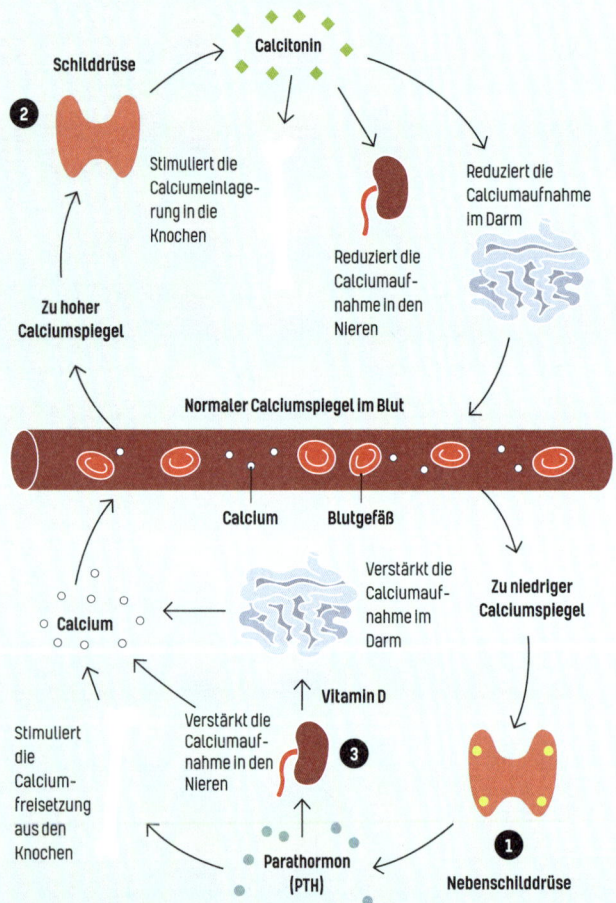

❶ Parathormon (Nebenschilddrüse)

Das Parathormon (PTH) wird von der Nebenschilddrüse produziert, die auf kleinste Veränderungen des Calciumspiegels im Blut reagiert. Ist der Spiegel zu niedrig, erhöht die Nebenschilddrüse ihre PTH-Produktion und gibt das Hormon in die Blutbahn ab. Dies signalisiert den Nieren, weniger Calcium auszuscheiden, und veranlasst den Darm, mehr Calcium aus der Nahrung aufzunehmen. Außerdem regt das Parathormon die Osteoklasten dazu an, Knochensubstanz abzubauen, um so Calcium ins Blut freizusetzen.

❷ Calcitonin (Schilddrüse)

Das von der Schilddrüse produzierte Hormon ist der Gegenspieler zum Parathormon. Es greift auch in den Calciumhaushalt ein, wird aber nur ausgeschüttet, wenn der Calciumspiegel hoch ist. Es regt die Osteoblasten zu vermehrter Knochenbildung an und hemmt die Osteoklasten. Es nimmt Einfluss auf Nieren und Darm, aber in entgegengesetzter Weise wie das Parathormon – indem es die Ausscheidung von Calcium und Phosphat erhöht und deren Aufnahme reduziert.

❷ Schilddrüsenhormon (Schilddrüse)

Hilft bei der Energieversorgung der Knochen, wirkt auf Osteoblasten und -klasten ein. Wichtig für das Knochenwachstum in der Kindheit und den Knochenstoffwechsel bei Erwachsenen.

❸ Calcitriol (Nieren)

Calcitriol ist die aktive Form von Vitamin D und wird von den Nieren gebildet. Es soll den Calciumspiegel aufrechterhalten, stimuliert die Calcium- und Phosphataufnahme im Darm und regt die Osteoklasten dazu an, Knochenmasse abzubauen und Calcium im Körper freizusetzen.

Östrogen und Testosteron (Eierstöcke und Hoden)

Beide Sexualhormone spielen eine große Rolle bei der Zunahme der Knochendichte in der Jugend und der Erhaltung der Knochenmasse im Alter. Ein niedriger Hormonspiegel im Alter erhöht das Risiko von Osteoporose und Knochenbrüchen. Östrogen wird bei der Frau in den Eierstöcken und beim Mann in den Hoden produziert. Es fördert Knochenwachstum und Knochenumbau, indem es über Rezeptoren mit den Osteoblasten und Osteoklasten kommuniziert. Außerdem verringert es den Knochenabbau, indem es die Schilddrüse zur Produktion von Calcitonin anregt. Östrogen kann auch die Calciumaufnahme im Darm verbessern und die Calciumausscheidung reduzieren, um so das Knochenwachstum zu steuern. Bei Frauen stoppt nach der Menopause die Östrogenproduktion, was die Bildung neuer Knochensubstanz verlangsamt. Da für die Calciumaufnahme Östrogen benötigt wird, führt ein niedriger Östrogenspiegel auch zu einer verminderten Calciumkonzentration im Blut, sodass mehr Calcium aus den Knochen freigesetzt wird. Der Rückgang der Knochenbildung geht also mit einem vermehrten Knochenabbau einher, was oft zu Osteoporose führt.

Studien zeigten, dass der Testosteronspiegel bei jungen Männern in direktem Zusammenhang mit der Knochendichte steht. Testosteron stimuliert die Osteoblasten und hemmt die Osteoklasten. Das begünstigt Knochenwachstum und -erneuerung sowie den Erhalt der Knochenmasse bei älteren Männern. Bei ihnen wird Knochenschwund meist durch den altersbedingten Testosteronmangel verursacht.[1] Das Frakturrisiko ist bei Frauen aber immer noch höher.[2]

Cortisol (Nebenniere)

Das „Stresshormon" Cortisol wird von der Nebenniere hergestellt und übernimmt viele Aufgaben, z.B. die Eindämmung von Entzündungen. Es kann auch das Knochenwachstum anregen. Sind die Cortisolwerte allerdings zu hoch, kann dies genau den gegenteiligen Effekt haben. Bei Krankheiten wie Arthritis oder Allergien werden oft Steroid-Medikamente mit Cortisolwirkung, sogenannte Glukokortikoide, verschrieben, um Entzündungen einzudämmen und Immunreaktionen zu unterdrücken. Diese können aber den unerwünschten Nebeneffekt haben, dass es zu Knochenschwund kommt.

Insulin (Bauchspeicheldrüse)

Osteoblasten haben Insulinrezeptoren. Das deutet darauf hin, dass Insulin auf diesen Zelltyp Einfluss nehmen kann, auch wenn der Wirkmechanismus noch nicht ganz erforscht ist. Und noch etwas spricht dafür, dass Insulin eine Rolle bei der Knochengesundheit spielt: Menschen mit einem schlecht eingestellten Diabetes haben ein erhöhtes Frakturrisiko.

Leptin (Körperfettzellen)

Leptin erhöht die Anzahl der Osteoblasten und hemmt die Osteoklasten. Da es von Fettzellen ausgeschüttet wird, sind die Leptinwerte bei Menschen mit Fettleibigkeit hoch – wohl auch der Grund, warum sie meist kräftige Knochen haben und der Verlust der Knochenmasse bei ihnen langsamer vonstattengeht.

Melatonin (Zirbeldrüse – Gehirn)

Melatonin steuert unseren Schlaf-Wach-Rhythmus. Da es die Aktivität der Osteoblasten steigern soll und gleichzeitig den Knochenabbau hemmt, ist es momentan als neues Mittel gegen Osteoporose im Gespräch.

Wachstumshormon und Wachstumsfaktor (Hirnanhangsdrüse)

Dieses Hormon spielt, wie der Name schon sagt, bei der Wachstumsförderung aller Gewebe eine Rolle, einschließlich des Knochengewebes. Es regt die Bildung des Hormons Wachstumsfaktor an, das ebenfalls das Knochenwachstum stimuliert. Bei Kindern und besonders bei Jugendlichen spielen diese Hormone eine wichtige Rolle in Bezug auf den Knochenstoffwechsel. Mit zunehmendem Alter geht die Produktion von Wachstumshormonen jedoch zurück und die Knochenbildung lässt nach.

Serotonin (Darm)

Serotonin ist kein Hormon, sondern ein chemischer Botenstoff, der auf Gehirnzellen Einfluss nimmt. Die Wirkung, die es auf die Knochen ausübt, ist aber mit der des Hormons Cortisol vergleichbar. Je nach Serotoninspiegel kann es das Knochenwachstum anregen oder hemmen, auch wenn bislang noch unklar ist, wie und warum dies der Fall ist. Studien zeigten: Wenn Menschen Medikamente einnehmen, die den Serotoninspiegel erhöhen, steigt das Knochenbruch-Risiko.[3]

Hormone und Knochen

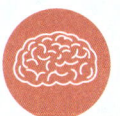
Die **Hirnanhangsdrüse (Hypophyse)** an der Gehirnbasis produziert das körpereigene **Wachstumshormon (WH)**. **Melatonin** wird in der **Zirbeldrüse (Epiphyse)** gebildet, die zwischen den beiden Gehirnhälften liegt.

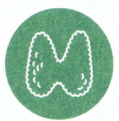
Das **Parathormon** wird von den vier **Nebenschilddrüsen** produziert, die sich im Hals hinter der Schilddrüse befinden. Calcitonin und das Schilddrüsenhormon werden von der Schilddrüse ausgeschüttet.

Insulin, das den Blutzucker reguliert, hat eine anabole Wirkung auf Knochen und wird in der **Bauchspeicheldrüse** ausgeschüttet.

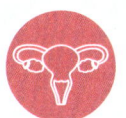
Östrogen wird bei Frauen in den **Eierstöcken** und bei Männern in den Hoden produziert.

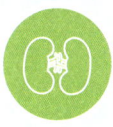
Calcitriol, die aktive Form von Vitamin D, wird in den **Nieren** hergestellt. **Cortisol** wird von den beiden **Nebennieren** gebildet, die sich oben auf den Nieren befinden.

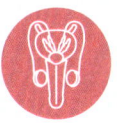
Testosteron wird bei Männern von den Leydig-Zellen in den **Hoden** und bei Frauen von den Eierstöcken gebildet. Kleine Mengen werden aber auch von den Nebennieren hergestellt.

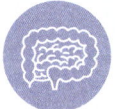
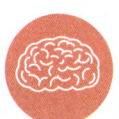
Serotonin ist hauptsächlich im **Verdauungstrakt** anzutreffen. Außerdem ist es in Blutplättchen (Thrombozyten) sowie im zentralen Nervensystem des **Gehirns** zu finden.

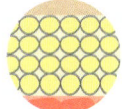
(Unter der Haut) **Leptin,** das von **Fettzellen** im Fettgewebe ausgeschüttet wird, sendet Signale an den Hypothalamus im Gehirn.

EINFLUSSFAKTOREN FÜR DIE KNOCHENGESUNDHEIT

Wir haben gesehen, dass Knochenwachstum und -regeneration vom Geschlecht und den Hormonen beeinflusst werden. Aber es gibt auch noch andere nicht veränderbare Faktoren. Wir haben vielleicht Risikofaktoren von unseren Eltern und Großeltern geerbt, die die Entwicklung von Knochenkrankheiten begünstigen.

Auch das Alter beeinflusst unsere Knochengesundheit. Die Altersuhr können wir nicht anhalten, aber wir können Schadensbegrenzung betreiben: Auch viele äußere Faktoren beeinflussen die Gesundheit unserer Knochen. Wenn wir uns dessen bewusst sind, können wir sie zu unserem Vorteil nutzen.

Gewicht

Einer der wichtigsten veränderbaren Faktoren im Hinblick auf die Knochendichte ist das Gewicht. Knochen reagieren auf die Kräfte, die auf sie wirken, deshalb muss ein Skelett, das mehr Gewicht tragen muss, kräftigere Knochen haben. Es kann also vorteilhaft für uns sein, mehr zu wiegen. Aber: Ein hohes Gewicht, das mit Untätigkeit verbunden ist, wirkt sich nicht günstig auf die Knochen aus. Und wenn es hauptsächlich aus Bauchfett besteht, ist das Risiko größer, an Diabetes oder anderen gewichtsbezogenen Krankheiten zu erkranken, die wiederum das Frakturrisiko erhöhen können. Studien haben zudem gezeigt, dass die Knochenqualität bei Menschen mit einem hohen Körperfettanteil schlechter ist als bei Menschen mit mehr Muskelmasse. Mehr Knochenmasse führt also nicht zwingend zu besserer Knochengesundheit.[4,5]

Der Body-Mass-Index (BMI) ist ein Maß zur Bewertung, wie gesund das Gewicht eines Menschen in Relation zu seiner Größe ist. Ein niedriger BMI geht mit einer niedrigen Knochenmineraldichte einher und deutet auf mehr Knochenschwund in späteren Jahren hin. Durch Diäten – insbesondere wenn man die Kalorien beschränkt – wird nicht nur Fett abgebaut, sondern auch Knochenmasse. Für Teenagerinnen auf Diät ein spezielles Problem: Wegen ihres Geschlechts laufen sie ohnehin schon Gefahr, im Alter eine Osteoporose zu entwickeln. Und nun behindern sie den Knochenaufbau auch noch, und das in einer Phase, in der er von höchster Wichtigkeit ist.
Ähnlich ist es bei Frauen, die während der Menopause Diät halten: Sie zeigen

innerhalb von fünf Jahren einen größeren Knochenverlust als Frauen, die keine Diät machen. Die Wechseljahre sind also womöglich nicht der beste Zeitpunkt zum Abnehmen.[6] Dies ist vor allem deswegen relevant, weil Frauen in der Menopause oft zunehmen und dann Diät halten, um ihr früheres Gewicht zurückzugewinnen. Wenn Sie während dieser Zeit abnehmen möchten, sollten Sie zumindest einige Maßnahmen ergreifen, um den Knochenverlust zu minimieren, z.B. Calcium- und Vitamin-D-Präparate einnehmen, regelmäßig Übungen mit Gewichtsbelastung durchführen und auf eine ausreichende Proteinzufuhr achten.

Berechnen Sie Ihren BMI

$$BMI = \frac{\text{Gewicht in kg}}{(\text{Größe in m})^2}$$

Untergewicht: weniger als 18,5

Gesundes Normalgewicht: zwischen 18,5 und 24,9

Übergewicht: zwischen 25 und 29,9

Fettleibigkeit: zwischen 30 und 39,9

Krankhafte Fettleibigkeit: 40 und mehr

Ernährung und Darmgesundheit

Auf die Nährstoffe, die wichtig für die Knochengesundheit sind, werden wir noch genauer im Kapitel „Ernährung" eingehen *(S. 54–81)*. Hier sei jedoch darauf hingewiesen, dass es unerlässlich ist, die richtigen Nährstoffe zur richtigen Zeit in unserem Leben einzunehmen. So gefährdet ein Calcium- oder Vitamin-D-Mangel in Kindheit und Jugend ernsthaft den Knochenaufbau und -erhalt. Er bedeutet, dass wir das Knochengewebe im fortgeschrittenen Alter nicht mehr effektiv auffüllen können.

Die Ernährung hat unmittelbare Auswirkungen auf die Bakterien in unserem Darm – unser Darm-Mikrobiom. Mit diesen „freundlichen" Bakterien verbindet uns eine symbiotische Beziehung: Sie ernähren sich von den Ballaststoffen, die wir zu uns nehmen. Im Gegenzug gewinnen sie Nähr- und Mineralstoffe aus dem Essen, z.B. Calcium. Sie setzen Stoffe frei, die einen direkten Einfluss auf die Knochenzellen haben. Sie synthetisieren Hormone wie Östrogen, liefern dem Dickdarm Energie und trainieren unser Immunsystem. Außerdem spielen sie eine Rolle bei der Stressreduktion und der Aufrechterhaltung unserer geistigen Gesundheit, was sich auch auf die Knochengesundheit auswirken kann.

Da Darmbakterien in enger Verbindung mit dem Immunsystem stehen, spielen sie auch eine entscheidende Rolle bei Entzündungsprozessen: Ein gestörtes Gleichgewicht der Darmflora kann Krankheiten wie chronisch-entzündliche Darmerkrankungen hervorrufen, die einen großen Einfluss auf die Knochengesundheit haben können. Umgekehrt setzen gute Bakterien *(siehe Probiotika und Präbiotika, S. 74–75)* schützende, entzündungshemmende Stoffe frei.

Die Mikroorganismen in unserem Darm sind in geringem Maße genetisch bedingt, was unser Risiko, an bestimmten Knochenkrankheiten zu erkranken, beeinflussen kann *(siehe S. 29–31)*. Ein Großteil des Mikrobioms wird jedoch von veränderbaren Faktoren bestimmt.[7] Das heißt, dass wir positive Maßnahmen ergreifen können, um die Anzahl nützlicher Bakterien in unserem Darm durch Ernährung und Sport zu erhöhen.

Ein Calcium- oder Vitamin-D-Mangel in der Kindheit gefährdet den Knochenaufbau und -erhalt. In späteren Jahren bewirkt er, dass wir das Knochengewebe nicht mehr effektiv auffüllen können.

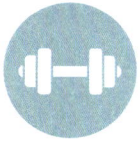

Sport

Körperlich aktiv zu bleiben, ist ein Schlüsselindikator für die Knochengesundheit. Wie bei den Muskeln gibt es auch bei den Knochen einen eindeutigen „Use-it-or-lose-it"-Faktor. Sport ist eines der wichtigsten Mittel, mit denen wir unsere maximale Knochendichte lange bewahren und auch im Alter für starke Knochen sorgen können. Weitere Informationen, wie die Knochenfestigkeit durch gezielte Übungen verbessert werden kann, finden Sie im Kapitel „Sport" *(S. 36–53)*.

Rauchen

Rauchen schadet den Knochen in mehrfacher Hinsicht: Es stört die Aktivität von Calcitonin und Östrogen und führt zu einer vermehrten Ausschüttung von Cortisol, was Knochenabbau zur Folge hat und die Knochenbildung hemmt. Giftiger Tabakrauch generiert auch freie Radikale – Moleküle, die Zellen beschädigen können, einschließlich der Osteoblasten. Rauchen wirkt sich schädigend auf die Blutgefäße aus, was die Versorgung der Knochenzellen mit Nährstoffen stört und das Risiko von Knochenbrüchen erhöht. Außerdem heilen Knochenbrüche bei Rauchern teilweise langsamer. Aber die Knochengesundheit sollte nicht der einzige Grund sein, mit dem Rauchen aufzuhören – wenn Sie von der Zigarette lassen, wird sich das in jeder Hinsicht positiv auf Ihre Gesundheit auswirken.

Alkohol

Auch starker Alkoholkonsum kann einen schädlichen Effekt auf die Knochengesundheit haben – besonders in der Jugend, wenn unsere Knochen versuchen, möglichst viel Masse aufzubauen. Alkohol beeinträchtigt die Vitamin-D-Produktion und wirkt sich negativ auf den Calciumspiegel aus, was die Knochenbildung vermindert und den Knochenabbau verstärkt. Exzessiver Alkoholkonsum kann auch unseren Hormonhaushalt durcheinanderbringen und z.B. zu einem erhöhten Parathormonspiegel (was den Knochen Calcium entzieht) und einem erhöhten Cortisolspiegel (was den Knochenabbau begünstigt und das Knochenwachstum hemmt) führen. Das hat sich sowohl bei Menschen mit gelegentlichen Trinkexzessen gezeigt als auch bei Menschen mit regelmäßigem Alkoholkonsum.[8]

Stress, Angst und Depressionen

Eine Funktion des Stresshormons Cortisol ist es, unsere „Kampf-oder-Flucht"-Reaktion hervorzurufen. Aus evolutionärer Sicht ein fantastisches System: Wenn wir vor einem Säbelzahntiger stehen, fährt unser Nervensystem alle nicht benötigten Funktionen herunter und leitet die Energie um, um entweder den Angreifer in die Flucht zu schlagen oder selbst das Weite zu suchen. Heute mögen wir eher mit anderen Arten von Stress zu tun haben, aber das System funktioniert noch genauso. Eine Deadline? Stress. Geld- oder Beziehungsprobleme? Stress. Chronischer Stress wirkt sich besonders schädigend auf die Knochengesundheit aus, weil der Cortisolspiegel permanent erhöht ist. So hemmt Cortisol ständig die Knochenbildung und verstärkt den Knochenabbau.

Chronischer Stress kann auch in Angstzustände und Depressionen umschlagen, die mit einer niedrigen Konzentration des Botenstoffs Serotonin in Verbindung stehen. Für die Knochen wird dies zum Problem, wenn Antidepressiva verschrieben werden, die als „selektive Serotonin-Wiederaufnahme-Hemmer (SSRI)" bekannt sind. Sie erhöhen den Serotoninspiegel im Gehirn, um die Stimmung aufzuhellen.

Es gibt jedoch Hinweise darauf, dass ein hoher Serotoninspiegel die Knochenerneuerung hemmen kann.

Andere mit Stress, Depressionen und Angstzuständen in Verbindung stehende Lebensstilfaktoren wie schlechte Ernährung, wenig Sport und viel Alkohol können die Knochengesundheit ebenfalls beeinträchtigen.

Schlaf

Schlaf brauchen wir alle, damit wir gut funktionieren. Doch für die Knochengesundheit ist er von besonderer Bedeutung, denn der Knochenstoffwechsel steht mit unserer inneren Uhr in Verbindung. Bestimmte Gene in den Knochenzellen steuern den Knochenumbau in einem 24-Stunden-Zyklus, wobei die Aktivität der Osteoblasten zwischen Mitternacht und vier Uhr morgens am größten ist.[9] Zu wenig Schlaf geht mit einem Rückgang der Knochendichte einher.

Auch Hormone sind am Knochenumbau während des Schlafs beteiligt, darunter Melatonin und Leptin. Schlafapnoe (Atemaussetzer) ist ein Risikofaktor für Osteoporose – womöglich, weil die Atmung notwendig ist, damit unser Hormonsystem richtig funktioniert. Schichtarbeiter mit unregelmäßigem Schlafrhythmus haben ein höheres Risiko, an Osteoporose zu erkranken. Chronischer Schlafmangel (über mehr als einen Monat) kann sich auch negativ auf den Vitamin-D-Spiegel auswirken. Schichtarbeiter, die nachts arbeiten und tagsüber schlafen, bekommen unter Umständen weniger Sonnenlicht, was ihren Vitamin-D-Mangel noch verstärkt.

Krankheiten

Da die Systeme, die an der Regulierung des Knochenstoffwechsels und der Nährstoffaufnahme beteiligt sind, so komplex sind, kann jede Erkrankung, die diese Prozesse stört, die Knochengesundheit beeinträchtigen.

Hormonstörungen

Das Schilddrüsenhormon (Thyroxin) beeinflusst die Knochenumbaurate, deshalb führen Störungen der Schilddrüse wie eine Überfunktion (bei der zu viel Thyroxin im Körper zirkuliert) zu einer erhöhten Knochenabbaurate. Auch Störungen der Nebenschilddrüse können Knochendichte und Knochenwachstum verringern. Auch Diabetes, der die Fähigkeit des Körpers einschränkt, Insulin zu verarbeiten, und das Cushing-Syndrom, das eine Überproduktion von Cortisol zur Folge hat, haben eine knochenschädigende Wirkung.

Darmerkrankungen

Darmerkrankungen wie Zöliakie, chronisch-entzündliche Darmerkrankungen und Mukoviszidose, wirken sich negativ auf die Knochengesundheit aus, indem sie die Fähigkeit des Körpers beeinträchtigen, Nährstoffe aufzunehmen.

Nierenerkrankungen

Nierenversagen schadet der Knochengesundheit, weil die Nieren nicht mehr in der Lage sind, das Gleichgewicht der Mineralstoffe im Körper auszubalancieren. Wenn die Nieren versagen, sind sie nicht mehr in der Lage, Vitamin D zu aktivieren, was eine effektive Calciumaufnahme des Körpers verhindert. Nierenerkrankungen können auch eine erhöhte Ausschüttung des Parathormons und eine Zunahme von Phosphat zur Folge haben, da die Nieren Überschüsse nicht mehr richtig ausscheiden. Beides entzieht den Knochen Calcium, um das Gleichgewicht wiederherzustellen.

Essstörungen

Essstörungen wie Magersucht und Bulimie zeichnen sich durch eine eingeschränkte Nahrungsaufnahme oder Erbrechen aus. Diese reduzierte Kalorien- und Nährstoffzufuhr in Kombination mit einem niedrigen Körpergewicht ist schädlich für die Knochengesundheit. Erbrechen kann auch das Hormonsystem beeinträchtigen. Dies führt zu einem deutlich erhöhten Risiko, schon in jungen Jahren an Osteoporose zu erkranken.

Dies wird durch den Mangel an Knochenmasse noch verstärkt: Viele Essstörungen entwickeln sich in der Pubertät, wenn der Körper versucht, eine maximale Knochendichte zu erreichen (*siehe S. 16–17*).

Entzündungen

Entzündungen bringen Probleme für die Knochengesundheit mit. Entzündliche Gelenkerkrankungen wie rheumatoide Arthritis führen zu einer Abnahme der Knochendichte, indem sie den Knochenumbauprozess stören. Bei diesen Krankheiten verursachen Proteine, die als Reaktion auf die Entzündung gebildet wurden, ein Ungleichgewicht im Knochenumbauprozess, indem sie die Aktivität der Osteoklasten anregen.

Bei chronisch-entzündlichen Darmerkrankungen wie Morbus Crohn oder Colitis ulcerosa kommt erschwerend hinzu, dass sie die nötige Nährstoffaufnahme einschränken, inklusive Calcium. Auch die Kalorienaufnahme ist eingeschränkt, was sich negativ auf das Knochenwachstum auswirken kann. Manche Entzündungsleiden – strenggenommen keine Krankheiten – können ebenfalls die Knochengesundheit beeinträchtigen. Bei Fettleibigkeit geben Fettzellen (vor allem im Bauchbereich) Entzündungsstoffe ab, die eine Erklärung dafür sein könnten, warum Fettleibigkeit trotz der erhöhten Gewichtsbelastung zu schlechter Knochenqualität führen kann. Sie kann auch zu Typ-2-Diabetes führen, der mit einem erhöhten Knochenbruchrisiko einhergeht.

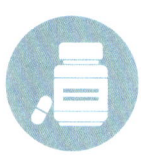

Medikamente

Viele Medikamente haben Auswirkungen auf den Knochenstoffwechsel: Gerinnungshemmer wie Heparin und Warfarin verringern den Knochenaufbau und reduzieren die Knochendichte, ähnlich wie Arzneimittel, die häufig zur Behandlung von Entzündungen verschrieben werden, z.B. Glukokortikoide: Sie fördern den Untergang von Osteoblasten und stimulieren die Osteoklasten, was die Bildung neuer Knochensubstanz reduziert und so zu einem Nettoverlust an Knochenmasse führt. Protonenpumpeninhibitoren (PPI) gegen Sodbrennen und Magengeschwüre sowie chronisch-entzündliche Darmerkrankungen können das Knochenwachstum ebenfalls beeinträchtigen: Sie hemmen die Magensäureproduktion. Da diese Säure aber die Calciumaufnahme im Darm unterstützt, wird der Körper daran gehindert, diesen für die Knochenbildung wichtigen Nährstoff aufzunehmen.

Wer solche Medikamente einnimmt, sollte verstärkt auf andere Faktoren wie gute Ernährung und Sport achten, die deren Wirkung abschwächen können. Auch die Einnahme genau nach Anweisung kann einen Unterschied machen. Arzneimittel gegen Magen-Darm-Entzündungen wie Omeprazol werden am besten auf nüchternem Magen eingenommen: Sie beim Frühstück zu schlucken, könnte dazu führen, dass Sie aus Ihrer Milch kein Calcium aufnehmen.

Einige Medikamente wirken sich positiv auf die Knochengesundheit aus und kommen gegen Krankheiten wie Osteoporose zum Einsatz. Hierzu gehören Bisphosphonate, die die Osteoklasten ausbremsen und den Osteoblasten die Möglichkeit geben, neues Knochengewebe aufzubauen. Selektive Östrogenrezeptor-Modulatoren (SERM), die Östrogen nutzen, um den durch den sinkenden Östrogenspiegel verursachten Knochenschwund während der Menopause auszugleichen, schützen ebenfalls vor Osteoporose. Routinemäßig pflegte man auch eine Hormonersatztherapie (HET) zu verordnen, um die Knochen nach der Menopause zu schützen. Aber aufgrund des leicht erhöhten Krebsrisikos und des damit verbundenen Risikos für die Bildung von Blutgerinnseln wird sie nun meist nicht mehr zu diesem Zweck verordnet.

Gute Ernährung und Sport können helfen, die Wirkung von Medikamenten abzuschwächen, die einen negativen Effekt auf die Knochengesundheit haben.

KNOCHENERKRANKUNGEN

Knochen sind komplexe Organe, die von Nährstoffen und der richtigen Umgebung abhängig sind, um zu wachsen, zu regenerieren und gesund zu bleiben. Wenn ein Glied in dieser Kette aus Prozessen und Interaktionen fehlt oder wenn die Bedingungen eher ungünstig sind, können Knochenkrankheiten entstehen.

Osteoporose und Osteopenie

Mit 200 Millionen Betroffenen weltweit ist Osteoporose eine der häufigsten Knochenerkrankungen. Allein in den USA und Großbritannien haben etwa 30 Prozent der Frauen nach der Menopause Osteoporose; noch mehr haben Osteopenie. Bei Osteopenie ist die Knochenmineraldichte niedriger als normal. Sie kann als Vorstufe zur Osteoporose angesehen werden (aber nicht jeder Betroffene mit Osteopenie bekommt Osteoporose, wenn er aktiv etwas zum Schutz der Knochen unternimmt). Zur Osteoporose kommt es, wenn die Knochendichte deutlich unter der Dichte eines gesunden Knochens liegt. Eine Knochendichtemessung teilt Knochen einen Dichtewert (T-Wert) zu. Der Begriff „Osteoporose" kommt aus dem Griechischen und bedeutet so viel wie „poröser Knochen" – was perfekt den Zustand von Knochen beschreibt, die ein Wabenmuster aus großen Löchern aufweisen. Die geringe Dichte schwächt die Knochen und erhöht das Frakturrisiko. Am häufigsten betroffen sind Hüften, Wirbelsäule, Handgelenke und Schultern.

Ursachen

Familiäre Vorbelastung kann ein Risikofaktor sein, ebenfalls zu erkranken, aber wenn man auf die Faktoren einwirkt, die verändert werden können, lässt sich Knochenschwund noch verhindern oder zumindest verlangsamen.

Wenn wir älter werden, geht der Knochenabbau sehr viel schneller vonstatten als der Knochenaufbau, wodurch die Knochendichte mit der Zeit sinkt. Es gibt zwei Hauptgründe, warum sich daraus eine Osteoporose entwickeln kann: eine vorher schon niedrige maximale Knochendichte und Bedingungen, die Knochenabbau hervorrufen.

Wenn man bereits eine niedrige maximale Knochendichte hat, ist es viel wahrscheinlicher, an Osteoporose zu erkranken. Dazu kommt es, wenn im Teenager- und jungen Erwachsenenalter nicht ausreichend Knochensubstanz aufgebaut wird. Eine niedrige maximale Knochenmasse bedeutet, dass es weni-

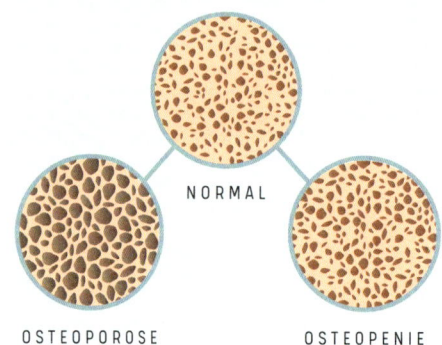

ger „Pufferzone" für den Knochenschwund im Erwachsenenalter gibt.

Erkrankungen, die zu einem exzessiven Knochenabbau oder einem unzureichenden Knochenaufbau führen, können ebenfalls Osteoporose verursachen. Mangelernährung ist ein gemeinsamer Faktor bei diesen Erkrankungen. Knochen speichern Mineralstoffe wie Calcium und Magnesium. Wenn diese Mikronährstoffe im Körper knapp werden, sorgen bestimmte Mechanismen dafür, dass sie aus den Knochen freigesetzt und ins Blut abgegeben werden, damit sie wieder zur Verfügung stehen.

Andere Ursachen sind: Hormonschwankungen (durch Menopause oder eine Hormonstörung) und die Kommunikation zwischen den Knochenzellen stören; wenig Sport, was das Knochenwachstum nicht anregt; Schlafmangel oder ein schlechter Schlafrhythmus, was den Knochenabbau verstärken kann.

Wenn wir älter werden, nimmt die Knochenmenge ab, und es kommt auch zu Veränderungen in der Mineralstruktur unserer Knochen. Unsere Fähigkeit, das Kollagennetz zu erhalten – welches das Citrat „einfängt", das die Reibung zwischen den einzelnen Knochenkristallen reduziert – verschlechtert sich. Dadurch kann Citrat „entwischen". Dies führt dazu, dass die Kristalle miteinander verschmelzen und hart werden, anstatt sich gegeneinander zu verschieben. Die Folge ist, dass die Knochen weniger fähig sind, Krafteinwirkungen auszuhalten, und anfälliger für Brüche werden.

Symptome

Osteoporose wird oft als „stille" Krankheit bezeichnet, da sie in einem frühen Stadium nicht viele Symptome zeigt. Ein Knochenbruch ist in der Regel ein erster Hinweis: Besonders häufig sind es ältere Frauen, die nur leicht stürzen und sich trotzdem einen schweren Bruch zuziehen, z.B. eine gebrochene Hüfte. Ein solcher Bruch kann die Mobilität stark einschränken und oft finden die Betroffenen nicht vollständig zu ihrer alten Unabhängigkeit zurück. Trotzdem gibt es auch einige sichtbare Anzeichen für Osteoporose. Kleine Wirbelkörperbrüche können zu einer verkrümmten Wirbelsäule und einer Abnahme der Körpergröße führen. Man spricht hier auch vom sogenannten „Witwenbuckel".

Vorbeugung

Einige Risikofaktoren sind nicht veränderbar: Alter, Geschlecht, Erbanlagen. Bei Frauen besteht wegen der Menopause ein sehr viel größeres Risiko, an Osteoporose und Osteopenie zu erkranken, als bei Männern. Das Alter erhöht das Risiko ebenfalls, auch genetische Faktoren: Wenn es in Ihrer Familie Fälle von Osteoporose gegeben hat, haben Sie ein höheres Risiko, ebenfalls daran zu erkranken.

Zum Glück gibt es aber auch Risikofaktoren, auf die wir Einfluss nehmen können. An der Ernährung lässt sich leicht etwas ändern *(siehe Kapitel „Ernährung", S. 54–79)*. Wenn wir ausreichend Nährstoffe – insbesondere Vitamin D und Calcium – zu uns nehmen und ein gesundes Körpergewicht beibehalten (Untergewicht kann Knochenabbau verursachen und den Knochenaufbau behindern), können wir unser Osteoporoserisiko senken. Auch Lebensstilfaktoren können verändert werden: Sport (besonders Übungen mit Gewichtsbelastung) stärkt die Knochen und verbessert Muskelkraft und -balance – was Stürze verhindern kann, die zu Brüchen führen. Weniger Alkohol und Rauchen wirken sich ebenfalls positiv aus. Wenn Sie das Privileg haben, noch vermutlich viel Lebenszeit zu haben, dann sorgen Sie dafür, dass Sie im jungen Erwachsenenalter eine gute maximale Knochenmasse aufbauen – auch das beugt vor.

Behandlung

Osteoporose ist nicht heilbar. Aber es gibt eine ganze Reihe effektiver Behandlungsmethoden, die den Knochenschwund verlangsamen und folglich das Frakturrisiko reduzieren können. Die am häufigsten verschriebene Medikamentengruppe, die dies bewirkt, sind Bisphosphonate. Andere Behandlungen basieren auf selektiven Östrogenrezeptor-Modulatoren (SERM), die die Wirkung der Östrogene auf den Knochen simulieren. Gelegentlich greift man auch auf eine Östrogenersatztherapie und die Behandlung mit Parathormon zurück, was die knochenbildenden Zellen anregt.

Osteoporose und Osteopenie

Risikofaktoren
- Niedrige maximale Knochendichte als Ausgangsbasis
- Schlechte Ernährung
- Hormonschwankungen
- Wenig Sport
- Schlafmangel, schlechter Schlaf
- Altersbedingte Veränderungen in Knochen und Kollagen

Symptome
- Knochenbrüche
- Gekrümmte Wirbelsäule
- Abnahme der Körpergröße

Behandlungsmethoden
- Bisphosphonate
- Selektive Östrogenrezeptor-Modulatoren (SERM)
- Hormonersatztherapie
- Behandlung mit Parathormon

Arthritis

Arthritis betrifft die Gelenke, weniger die Knochen selbst. Die Entzündungen jedoch, die mit der Erkrankung einhergehen, können das Knorpelgewebe schädigen, was zu Verschleiß und Reibung an den Knochenenden führt. Es gibt zwei verschiedene Formen von Arthritis: die rheumatoide Arthritis und die Arthrose.

Ursachen

Die rheumatoide Arthritis ist eine Autoimmunerkrankung, bei der das Immunsystem die Zellen in der Membran angreift, die die Gelenke umgibt. Diese setzen Enzyme frei, die das Knorpelgewebe und die Knochenenden befallen, insbesondere in Händen, Handgelenken und Füßen.

Arthrose ist die häufigste Ursache für Arthritis und betrifft vor allem den Knorpel in den Gelenken. Sie entsteht durch die natürliche Abnutzung der Gelenke im Laufe der Zeit. Zu den Risikofaktoren gehören: das Alter; eine Überbeanspruchung der Gelenke durch körperliche Arbeit oder Sport; hoher Druck auf die Gelenke durch Übergewicht; Diabetes.

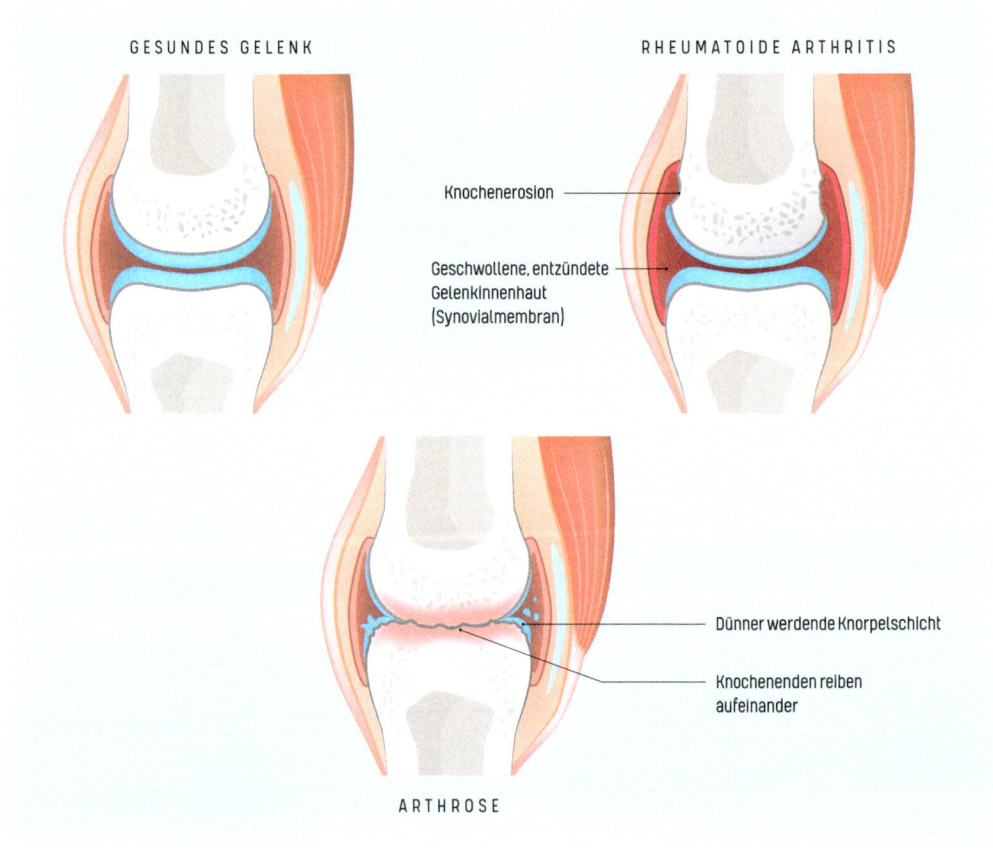

Symptome

Bei der rheumatoiden Arthritis führen die Schäden am Knorpel und an den Knochenenden zu geschwollenen, steifen Gelenken. Dadurch wird ihre Bewegungsfähigkeit, Stabilität und Funktionsweise eingeschränkt, was zu Osteoporose führen kann.

Die Symptome einer Arthrose haben große Ähnlichkeit mit den Symptomen einer rheumatoiden Arthritis und umfassen Schmerzen, Schwellungen und Steifheit der Gelenke.

Vorbeugung

Da rheumatoide Arthritis eine Erkrankung des Immunsystems ist, ist Vorbeugung kaum möglich. Dennoch haben ältere Menschen, die rauchen und übergewichtig sind, ein höheres Risiko. Sich weniger entzündungsfördernden Stoffen auszusetzen, wie man sie z.B. im Zigarettenrauch findet, und viele entzündungshemmende Lebensmittel zu sich zu nehmen, kann das Risiko, zu erkranken, senken – oder zumindest die Symptome lindern. Chronische Entzündungen erhöhen auch das Risiko, an anderen Entzündungskrankheiten wie einem Herzleiden zu erkranken. Außerdem stehen sie mit Depressionen in Verbindung.

Arthrose kann bis zu einem gewissen Grad durch die Beibehaltung eines gesunden Körpergewichts verhindert werden. Auch die dauerhafte Überbelastung der Gelenke sollte vermieden werden.

Behandlung

Medikamente können das Fortschreiten einer rheumatoiden Arthritis verlangsamen. Heilen können sie die Krankheit aber nicht. Die Entzündungen lassen sich zwar mit Steroiden behandeln, doch dies kann sich negativ auf den Knochenumbau auswirken und das Risiko vergrößern, auch noch an Osteoporose zu erkranken.

Symptome einer Arthrose behandelt man mit Schmerzmitteln und Entzündungshemmern. Es gibt kein eigentliches Heilverfahren, aber Gelenke können durch Operationen repariert werden.

Arthrose

Risikofaktoren
- Alter
- Übergewicht
- Gelenkverletzungen
- Überbeanspruchung des Gelenks

Symptome
- Gelenkschmerzen, Schwellungen und Steifheit
- Knöcherne Verdickungen der Gelenke
- Schmerzen bei Kälte
- Knirschen in den Gelenken

Behandlungsmethoden
- Entzündungshemmende Medikamente
- Gelenkbandagen und -schienen
- Chirurgische Eingriffe

Osteomalazie und Rachitis

Die Osteomalazie unterscheidet sich von der Osteoporose, denn das typische Merkmal bei ihr ist nicht Knochenschwund, sondern eine Erweichung der Knochen. Dazu kommt es, wenn neu geformtes Knochengewebe nicht ausreichend mineralisiert wird – die Zellen bilden zwar Kollagenfasern, aber diese werden nicht mit der harten mineralischen Calcium-Phosphat-Schicht überzogen, dank der sie sich normalerweise in festes, kompaktes Knochengewebe verwandeln. Diese weichen Knochen können sich verbiegen oder brechen. In der Kindheit heißt diese Erkrankung Rachitis. Im 19. Jahrhundert trat sie häufig auf; im 20. Jahrhundert gingen die Zahlen zurück. Erst in den letzten Jahren sind sie wieder gestiegen. Menschen in kühleren Klimazonen, vor allem wenn sie eine dunklere Haut haben, sind stärker gefährdet, an Osteomalazie zu erkranken – ebenso wie Menschen, die lange im Krankenhaus liegen oder ans Haus gefesselt sind.

Ursachen

Die meisten Fälle von Rachitis und Osteomalazie werden durch Vitamin-D-Mangel verursacht, welcher die Calcium- und Phosphatmenge senkt, die bei den Knochen ankommt. Manchmal sind auch Vorerkrankungen in den Nieren oder der Leber Auslöser für die Krankheit.

Symptome

Sowohl dumpfe Schmerzen in Gelenken und Knochen als auch Muskelschwäche können die ersten Anzeichen für Osteomalazie und Rachitis sein. Im weiteren Verlauf der Krankheit verbiegen sich die Knochen und es kann zu Deformationen kommen, z.B. O-Beine oder eine gekrümmte Wirbelsäule.

Osteomalazie

Risikofaktoren
- Vitamin-D-Mangel
- Krankheiten wie Zöliakie oder Nieren- und Leberleiden, die zu einem Vitamin-D-Mangel führen

Symptome
- Dumpfe Schmerzen z.B. im unteren Rücken, in Rippen, Hüfte, Becken und Beinen
- Muskelschwäche
- O-Beine oder eine gekrümmte Wirbelsäule
- Verlangsamtes Gehen oder Gangstörungen

Behandlungsmethoden
- Vitamin-D-Ergänzungspräparate
- Behandlung von Grunderkrankungen

Vorbeugung

Da Vitamin-D-Mangel die Hauptursache für Osteomalazie und Rachitis ist, besteht die wirksamste Vorbeugung in einer ausreichenden Sonnenexposition sowie Vitamin-D-Präparate einzunehmen und Nahrungsmittel zu essen, die von Natur aus reich an Vitamin D sind (wie etwa Fettfisch) oder mit Vitamin D angereichert wurden (wie manche Müslisorten).

Behandlung

Die meisten Fälle von Osteomalazie und Rachitis können mit Vitamin-D-Präparaten behandelt werden. In Fällen, in denen die Osteomalazie durch eine Grunderkrankung hervorgerufen wurde – durch ein Nierenleiden beispielsweise –, führt die Behandlung dieser Grunderkrankung zu einer Verbesserung der Osteomalazie.

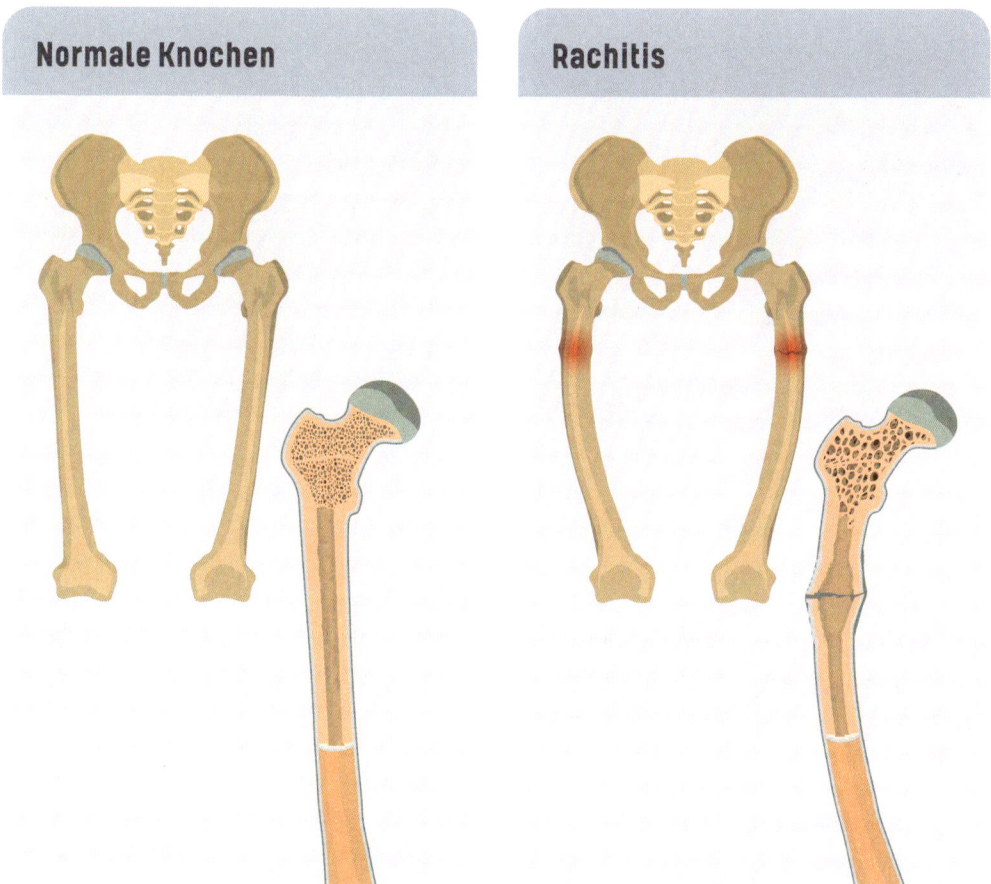

Normale Knochen

Rachitis

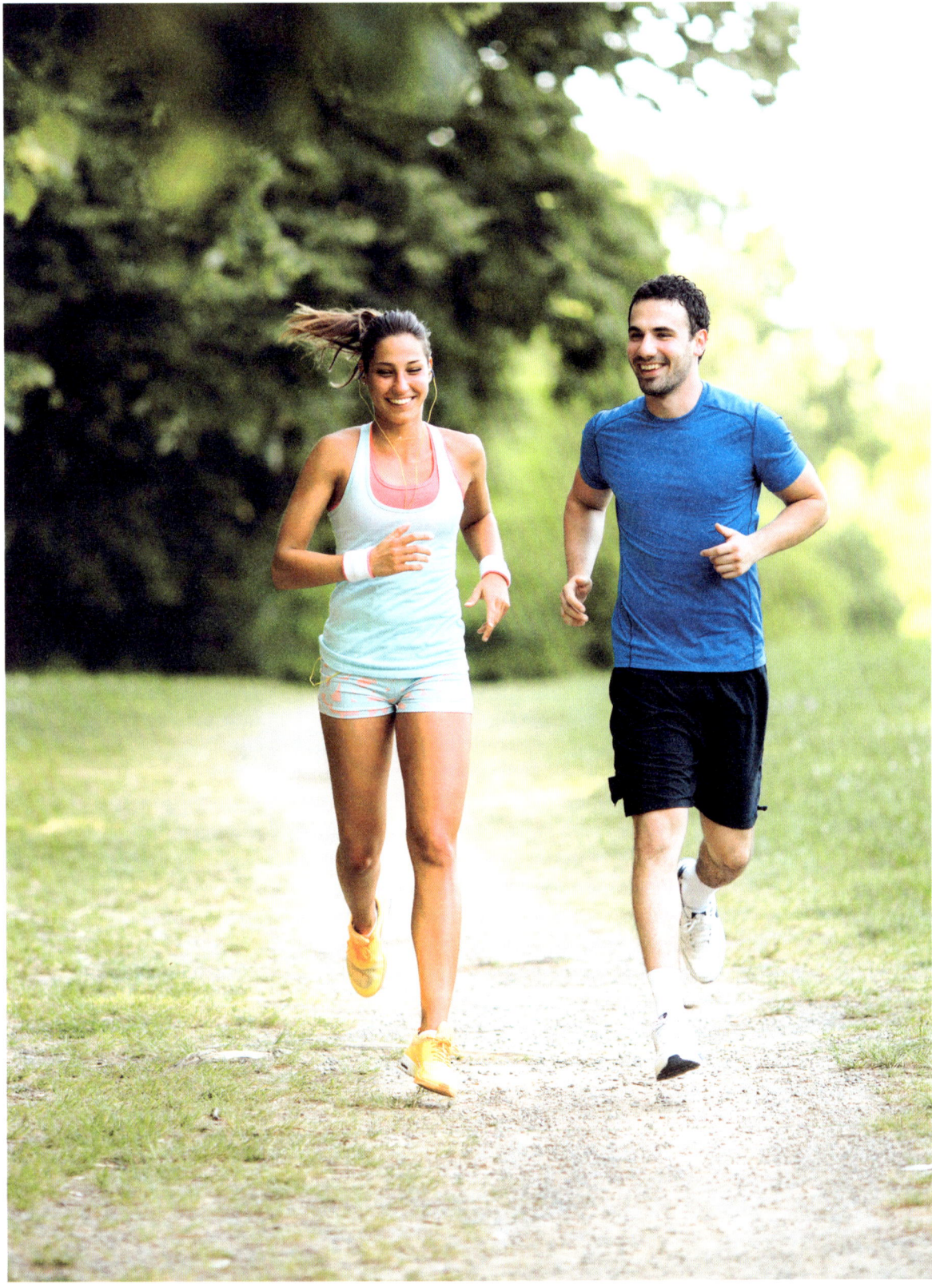

2

SPORT

Sich mit der richtigen Sportart fit zu halten, unterstützt in jungen Jahren den Knochenaufbau, verringert den Knochenabbau, wenn wir älter werden, und sorgt im Alter für starke Knochen – was das Fraktur- bzw. Osteoporose-Risiko senkt. Auf den folgenden Seiten finden Sie ein einfaches Workout-Programm für zu Hause, das sich für alle Altersstufen eignet und mit dem Sie gezielt Kraft, Stabilität und Gleichgewicht aufbauen. Bei Knochenvorerkrankungen ziehen Sie zunächst Ihren Arzt zu Rate, da Sie dann eventuell einige stark belastende Bewegungsformen vermeiden sollten.

WIE WIRKT SICH SPORT AUF DIE KNOCHEN AUS?

Lebensstilfaktoren spielen für die Knochengesundheit eine entscheidende Rolle. Viele haben wir selbst in der Hand – wir können mit dem Rauchen aufhören, weniger Alkohol trinken oder unsere Ernährung umstellen –, und alle entscheiden mit, ob eher die knochenbildenden oder die knochenabbauenden Zellen aktiviert werden. Aber der wohl wichtigste Faktor ist Sport, denn der wirkt ganz direkt auf unsere Knochen ein.

Die große Bedeutung von Sport

Unser Knochengerüst ist sehr anpassungsfähig: Bei Bedarf werden Knochen gestärkt, aber es wird auch keine Energie für weniger benutzte Knochen „vergeudet". Kommen Knochen zum Einsatz, werden sie kräftiger und widerstandsfähiger gegenüber Mineralverlust und Frakturen. Mit spezifischen Übungen können wir unsere Knochen effektiv stärken und durch Beibehaltung des Trainings auch erhalten, da hierbei Mineralstoffe und Strukturelemente „eingelagert" werden. Durch die richtige Sportart können wir also Knochenerkrankungen vorbeugen bzw. bei bereits bestehender Osteopenie oder Osteoporose die Knochendichte wieder erhöhen.

Auch indirekt wirkt sich Sport positiv auf die Knochen aus. Durch bessere Fitness erhöhen sich nämlich auch die Standsicherheit (Koordination und Gleichgewicht) sowie der Bewegungsspielraum – beides Schlüsselfaktoren bei der Sturz- und Bruchprävention. Zudem kann Sport Erkrankungen wie Diabetes, die Einfluss auf die Knochen haben, vorbeugen oder lindern. Beim Typ-2-Diabetes hilft Sport bei der Regulierung des Blutzuckerspiegels und kurbelt den Kalorienverbrauch an, wodurch sich der Körperfettanteil reduziert – was die Krankheitssymptome abschwächen kann und so zu einer Verbesserung des Diabetes und der Knochengesundheit führt.

Positive Auswirkungen von Sport auf unsere Knochen

- Erhöhung der Knochenfestigkeit und Widerstandskraft gegen Mineralverlust und Knochenbrüche
- Verbesserung von Standsicherheit und Gleichgewicht
- Regulierung des Blutzuckerspiegels
- Reduktion des Körperfettanteils, Erhöhung der Muskelmasse
- Stärkung des Herz-Kreislauf-Systems

Von der Körperfettreduktion durch Sport profitieren die Knochen auch wieder direkt, denn Fettzellen setzen entzündungsfördernde Stoffe frei, die die Osteoklasten zum Knochenabbau anregen. Allerdings ist Fett- nicht mit Gewichtsreduktion gleichzusetzen – eine Diät kann zur Unterversorgung mit den für den Knochenaufbau notwendigen Nährstoffen führen. Aufbauübungen für Muskeln, die bei gleichem Volumen schwerer sind als Fett, helfen, das Gewicht zu halten und gleichzeitig das Fett zu reduzieren, was für die Knochen wesentlich gesünder ist als Kalorienzählen.

Andere Entzündungs- und Autoimmunreaktionen, die sich auf die Knochen auswirken, lassen sich durch Sport ebenfalls abschwächen. Während des Trainings setzen die Muskeln entzündungshemmende Proteine frei, die gegen die chronischen Entzündungen bei Krankheiten wie Arthritis ankämpfen, durch die auch die Knochengesundheit in Mitleidenschaft gezogen werden kann.

Depressionen sind ein weiteres Leiden, das zum einen mit Knochenabbau einhergeht und zum anderen durch Sport gelindert werden kann. Wahrscheinlich spielt dabei der entzündungshemmende Effekt von Bewegung eine Rolle.[1] Sport stärkt außerdem das Herz-Kreislauf-System, wodurch das Risiko für Herzinfarkt oder Schlaganfall gesenkt wird. Osteoporose und Frakturen kommen bei Personen mit diesen Vorerkrankungen nicht nur häufiger vor, ein Patient mit Herzinsuffizienz wird auch eher in Folge eines Bruchs versterben als jemand ohne.[2]

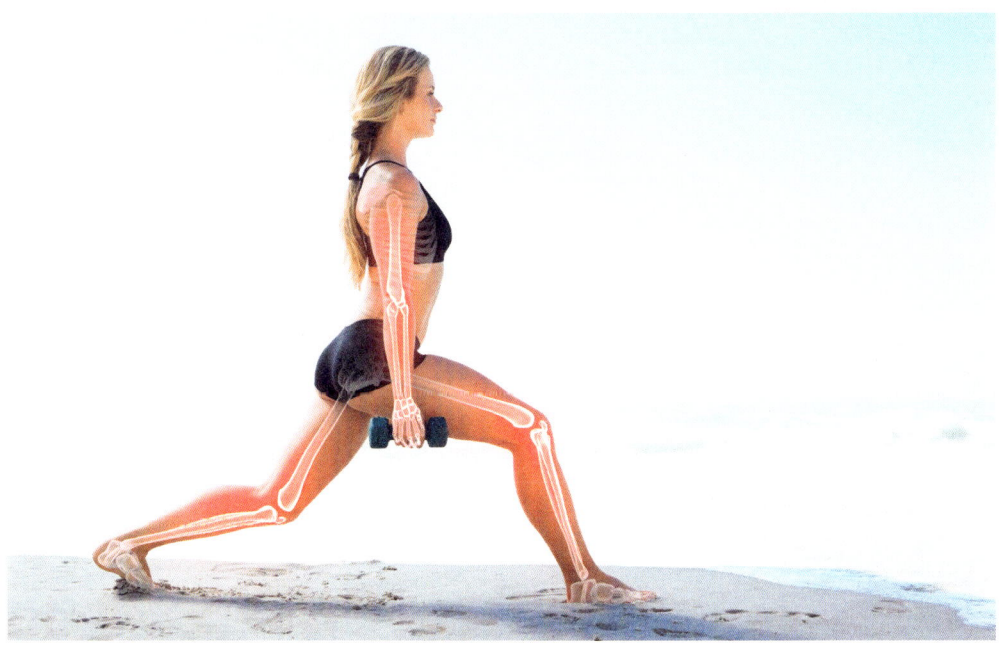

Wie reagieren Knochen auf die Kräfte, die auf sie einwirken?

Je nach Art und Lage im Körper sind Knochen unterschiedlichen Kräften ausgesetzt – hauptsächlich Druck- und Zugkräften, aber bei den Röhrenknochen in Armen und Beinen auch Drehung (Torsion) und Biegung.

Druck entsteht, wenn das Gewicht unseres Körpers in Verbindung mit einer Krafteinwirkung – z.B. wenn wir beim Hüpfen wieder auf dem Boden landen – die Knochen zusammenstaucht.

Zug entsteht, wenn der Knochen gedehnt wird, indem Muskeln an ihm ziehen. Wird ein Knochen im Schaftbereich gebogen, entsteht auf der einen Seite eine Druckbelastung, während die andere Seite unter Zugspannung gerät, da sie nach außen gebogen wird. Bis zu einem gewissen Grad geschieht dies auch z.B. beim Bizeps-Curl: Auf der Innenseite des Armes entsteht Spannung, auf der Außenseite Druckbelastung.

Mit Torsion sind Drehkräfte gemeint, die auftreten können, wenn wir stolpern, stürzen oder nach einem Sprung ungünstig landen. Dies ist nicht zu verwechseln mit einer Verstauchung (einer Verletzung der Bänder bzw. Muskeln), sondern beschreibt die Einwirkung auf den Knochen selbst. Durch direkte Krafteinwirkung auf den Knochenschaft kann der Knochen abscheren.

MECHANISCHE KRAFTEINWIRKUNGEN AUF KNOCHEN

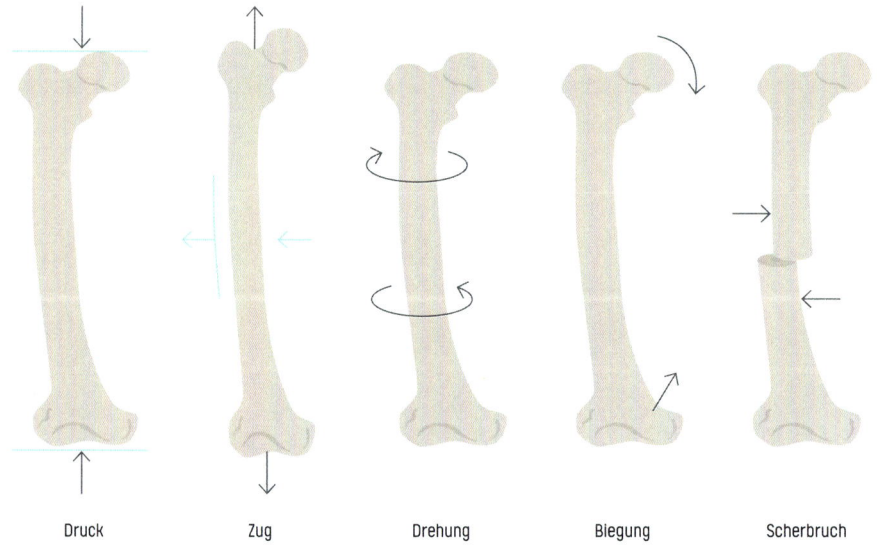

Druck — Zug — Drehung — Biegung — Scherbruch

Die Fähigkeit eines Knochens, den Belastungen standzuhalten, entscheidet über seine Widerstandskraft gegenüber Frakturen. Kommt es zu übermäßiger Krafteinwirkung, kann ein Knochen brechen. Für die Knochenstärke sind zunächst Knochendichte und Struktur der Kollagenfasern entscheidend. Sie kann aber auch durch zahlreiche Aktivitäten erhöht werden, bei denen Knochen einer Krafteinwirkung ausgesetzt sind.

Bei jeder Art mechanischer Belastung auf einen Knochen wird der Druck in elektrische Energie umgewandelt. Diese stimuliert die Bildung von Knochenzellen an den der Belastung ausgesetzten Stellen, woraufhin Kollagen abgesondert wird und der Knochen mineralisiert. Je höher die Belastung – zumindest bis zum Bruch –, desto größer die knochenbildende Reaktion, nach dem Motto: Was mich nicht umbringt, macht mich stärker. Jedoch reicht es nicht, den Knochen nur einmal zu belasten – die aufgebaute Knochenmenge hängt sowohl von der Stärke als auch von der Häufigkeit der Belastung ab. Das bedeutet: Je regelmäßiger Sie eine Übung wiederholen, desto kräftiger werden Ihre Knochen.

Im Gegenteil nimmt die Knochenstärke ab, wenn Knochen nicht mehr zum Einsatz kommen. Ein extremes Beispiel sind Astronauten: Im All führt die fehlende Schwerkraft zu einer beträchtlichen Belastungsminderung durch das Eigengewicht. Pro Monat im All können Astronauten bis zu 2 Prozent Knochendichte einbüßen. Es dauert viel länger, verlorene Knochenmasse wieder auf- als sie abzubauen: Ein zurückgekehrter Astronaut braucht weit mehr als einen Monat, um die im selben Zeitraum verlorene Masse zu ersetzen. Durch konsequente sportliche Betätigung lässt sich der Knochenschwund zwar rückgängig machen, es wird aber schwieriger, wenn die inaktive Phase länger als 10 Wochen dauert.

Welche Übungen sorgen für starke Knochen?

Jede Bewegung – vorausgesetzt, sie wird sicher ausgeführt – ist gut für die Gesundheit. Die Knochengesundheit jedoch lässt sich nur durch gezieltes Training verbessern. Vom Schwimmen oder Radfahren, schonenden Sportarten ohne Gewichts- und Stoßbelastung, profitieren die Knochen weitaus weniger als etwa vom Seilspringen oder Boxen. Der britische Osteoporose-Verband empfiehlt, fast täglich Übungen mit Stoßbelastung durchzuführen sowie an zwei bis drei Tagen pro Woche Übungen mit Gewichtsbelastung und Gleichgewichtstraining.

Übungen mit Gewichtsbelastung

Das sind alle Übungen, bei denen mit Gewicht gearbeitet wird. Auch das Stehen ist, wenn man so will, eine Übung mit Gewichtsbelastung, da wir unser Körpergewicht aufrecht halten müssen, während unsere Knochen durch den Abwärtssog der Schwerkraft Druck ausgesetzt sind. Bis zu einem gewissen Grad trägt dies zum Erhalt der Knochendichte bei. Aber Stehen allein reicht nicht aus: Wir müssen noch Gewicht hinzunehmen. Wenn wir nun noch Bewegung in unsere Gewichtsübung integrieren, indem wir z.B. eine Hantel heben, fügen wir der Druck- noch die Zugbelastung hinzu. Bewegung heißt: Die Muskeln müssen sich anspannen, um die Knochen in die gewünschte Position zu bringen. Diese erhöhte Krafteinwirkung baut sowohl die Knochen als auch die Muskeln auf.

Übungen mit Stoßbelastung

Sie üben eine höhere Druckbelastung auf Knochen aus als Stehen oder Gehen. Beim Hüpfen, Seilspringen oder Laufen entsteht die Gewichtsbelastung dadurch, dass Sie der Schwerkraft widerstehen müssen; Spannung kommt zum Zug, wenn Ihre Muskeln arbeiten, um Sie vom Boden abzuheben, und durch die Stoßbelastung beim Landen entsteht Druck.

Übungen für Gleichgewicht und Haltung

Solche Übungen, zu denen auch Yoga und Pilates gehören, setzen eher an Gelenken und Muskeln an als direkt an den Knochen. Jedoch sorgen sie über den Aufbau von Muskeln und den Erhalt bzw. die Verbesserung der Gelenkigkeit (beide werden ja mit dem Alter weniger) für eine bessere Stabilität und Beweglichkeit – und senken so das Sturz- und Frakturrisiko.

WORKOUT FÜR STARKE KNOCHEN

Eine Abfolge von zehn Übungen, die zur Verbesserung Ihrer Knochengesundheit konzipiert wurden. Dabei wurden alle wichtigen Übungsformen berücksichtigt. Es wird also unter Gewichts- und Stoßbelastung trainiert und am Gleichgewicht und einer guten Haltung gearbeitet, um Ihre Knochen stark und widerstandsfähig zu machen.

Wenn Sie dieses Programm regelmäßig absolvieren, bauen Sie Muskelkraft auf – wesentlich für starke Knochen –, ohne dabei zum Muskelprotz zu werden. Außerdem trainieren Sie gezielt die drei Körperregionen, die bei Osteoporose am anfälligsten für Brüche sind: Handgelenke, Wirbelsäule und Hüfte.

Die Betonung liegt auf der Steigerung der Muskelkraft. Kräftigere Muskeln ziehen nämlich stärker an den Knochen und machen sie so stabiler. Zu Beginn des Trainings reicht Ihr eigenes Körpergewicht als Widerstand aus. Sobald Sie kräftiger werden und locker zwei Durchgänge des Workouts schaffen, nehmen Sie Gewichte hinzu und steigern die Last schrittweise. Um die Knochendichte zu erhöhen, sollte man lieber wenige Male ein schwereres Gewicht stemmen als viele Male ein leichtes.

Die Übungen gehen gegen die typische Körperhaltung bei Osteoporose an, sprich: gegen die Brustkyphose, auch Rundrücken genannt, und das nach vorn gestreckte Kinn. Dadurch wird Ihre Haltung verbessert, der Brustkorb angehoben, die Wirbelsäule gestreckt und der Rücken gestärkt.

Ganz bewusst wurde auf Übungen wie Sit-ups und auf Drehbewegungen wie beim Golfschwung verzichtet, weil diese bei Osteoporose-Patient*innen zu Wirbelbrüchen führen können. Heftige Sprungübungen sind ebenfalls nicht dabei, da zu hohe Stoßbelastungen schädlich sein können. Denken Sie eher an leichtes Hüpfen und Federn im Sinne einer günstigen Knochenbelastung.

Um das Workout effizienter zu gestalten, sind auch mehrgelenkige Übungen enthalten: Der Erfolg wird also schon nach kurzer Zeit spürbar sein. Ein kompletter Durchgang dauert etwa 30 Minuten.

Bevor Sie loslegen

Wurde bei Ihnen Osteoporose diagnostiziert, klären Sie vorab mit Ihrem Arzt, ob Sie ohne Bedenken trainieren können.

Das Zirkeltraining

- Sie brauchen: eine Matte, ein Glas Wasser, (eventuell) Hanteln.
- Wärmen Sie sich 5 Minuten auf, um Ihre Gelenke geschmeidig zu machen, indem Sie z.B. Treppen steigen.
- Halten Sie sich an die Übungsabfolge. Machen Sie 8–12 Wiederholungen pro Übung, bei Übungen auf beiden Seiten bis zu 12 pro Seite. Schaffen Sie locker 12 Wiederholungen, ist es an der Zeit, Gewichte hinzuzunehmen.
- Vor jeder neuen Übung genehmigen Sie sich 15 Sekunden Pause.
- Sind Sie mit allen Übungen durch, machen Sie 1 Minute Pause – eine gute Gelegenheit für einen Schluck Wasser.
- Wiederholen Sie den ganzen Ablauf.
- Zum Abschluss dehnen Sie 5 Minuten Ihre großen Muskelgruppen.

Wie oft?

Versuchen Sie, das Workout zweimal, höchstens dreimal die Woche zu absolvieren. Legen Sie dazwischen eine Pause von mindestens 24 Stunden ein, damit sich Ihre Muskeln erholen können. Bleiben Sie an den Ruhetagen dennoch aktiv! Die Wirkung des Workouts können Sie durch weitere Eigengewichtsübungen wie Walken, Joggen, Tanzen oder Tai-Chi verstärken.

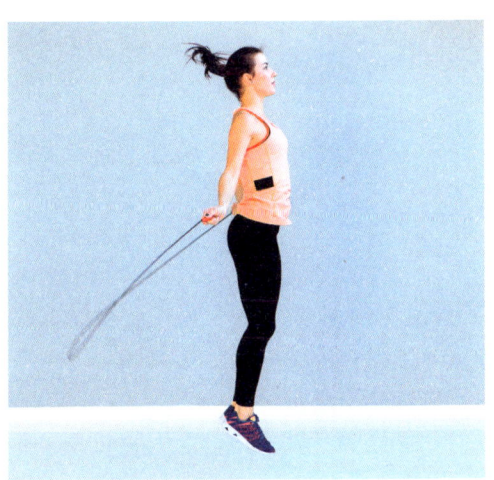

Knieheber

Einfach und doch effektiv – diese Übung kräftigt die Hüfte und den Unterkörper und sorgt durch das Abwechseln von Stand- und Schwungbein dafür, dass beide Beine trainiert werden. Die Übung trägt zu Verbesserung des Gleichgewichts und der Koordination bei.

> **TOP-TIPP:** Um leichter das Gleichgewicht zu halten, schwingen Sie den entgegengesetzten Arm in Richtung des angehobenen Knies.

1 Stellen Sie sich aufrecht hin, die Füße hüftbreit auseinander.

2 Marschieren Sie auf der Stelle, schwingen Sie Ihre im 90°-Winkel gebeugten Arme mit.

3 Ziehen Sie den Bauchnabel ein, um den unteren Rückenbereich zu stabilisieren; heben Sie den Brustkorb an.

4 Ziehen Sie nun abwechselnd die Knie hoch – wenn möglich bis auf Taillenhöhe.

5 Sobald Sie sich vom Gleichgewicht her sicher fühlen, federn Sie mit dem Standbein mit.

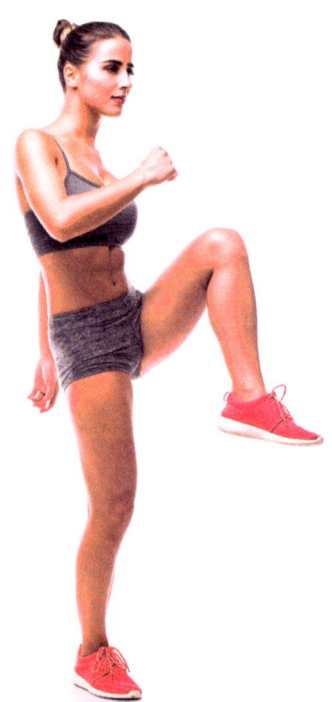
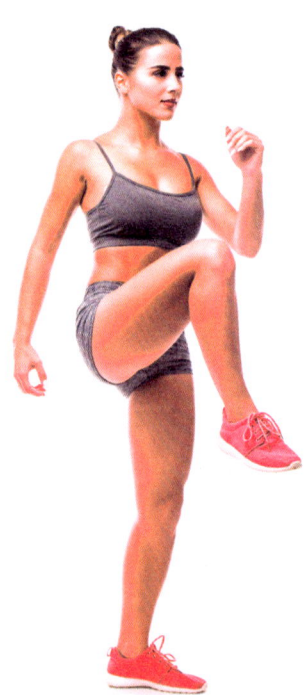

Vierfüßler-Balance

Eine tolle Übung für Ihre Handgelenke und Hüften, die zudem Ihre Körpermitte sowie die für eine gute Haltung so wichtige Rückenmuskulatur stärkt. Durch den Wechsel von vier Punkten mit Bodenkontakt auf nur zwei erhöht sich die Belastung der betroffenen Gelenke, was sich stärkend auf die Knochendichte auswirkt.

1 Begeben Sie sich in den Vierfüßlerstand. Die Knie stehen unter der Hüfte, die Hände unter den Schultern.

2 Der untere Rücken wölbt sich weder nach oben, noch hängt er nach unten durch. Spannen Sie Ihre Bauchmuskulatur sanft an, um den unteren Rücken und die Hüfte zu stabilisieren.

3 Strecken Sie nun langsam und parallel zum Boden Ihren rechten Arm aus, wobei der Daumen nach oben zeigt.

4 Heben Sie Ihr linkes Bein und strecken Sie es in einer Linie mit dem Körper nach hinten aus. Die Hüfte auf gleicher Höhe und parallel zum Boden halten. Die Zehen zeigen zum Boden, die Ferse dehnen Sie nach oben.

5 3 Sekunden halten, dann führen Sie Arm und Bein langsam und kontrolliert in die Ausgangsposition zurück und wiederholen das Ganze mit dem linken Arm und dem rechten Bein.

TOP-TIPP: Wer sich beim Anheben von Arm und Bein wacklig fühlt, hebt zunächst nur den Arm und danach das gegenüberliegende Bein (beide Hände behalten Bodenkontakt). Wer das beherrscht, geht zur ganzen Übung über.

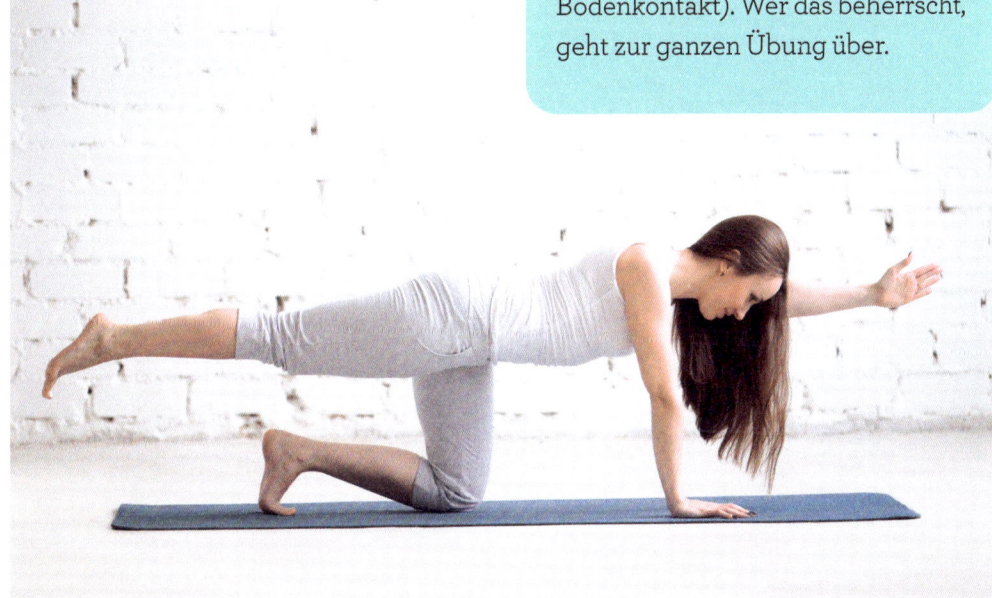

Kniebeugen

Kniebeugen sind die Eigengewichtsübung schlechthin, um Kraft und Flexibilität des Unterkörpers aufrechtzuerhalten, einschließlich unserer Oberschenkelmuskulatur (wichtig zum Stützen des Kniegelenks) und der Gesäßmuskeln (die die Hüfte stabilisieren).

1. Stehen Sie schulterbreit, die Zehen zeigen nach vorn.

2. Halten Sie den Rücken gerade und den Brustkorb aufrecht, während Sie den Po nach hinten unten absenken.

3. Verlagern Sie dabei Ihr Gewicht auf die Fersen und strecken Sie die Arme aus, um die Balance zu halten.

TOP-TIPP: Ein typischer Fehler bei Kniebeugen ist, die Knie nach vorn zu beugen, anstatt über die Hüfte nach unten zu gehen. Während der Übung sollten Sie stets Ihre Zehen sehen können. Stellen Sie sich vor, hinter Ihnen stünde ein Stuhl, auf den Sie sich setzen wollen, sodass Sie die Hüfte nach hinten schieben müssen, nicht die Knie nach vorn.

4. Drücken Sie sich von den Fersen nach oben ab und richten Sie sich von der Hüfte aus wieder auf, spannen Sie dabei die Gesäßmuskeln an.

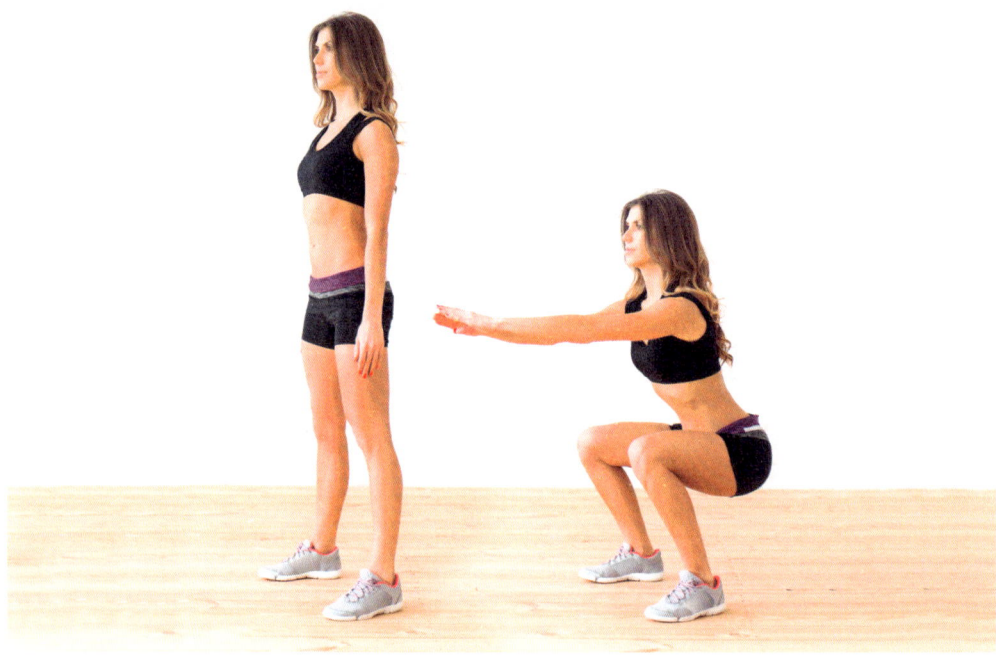

Plank auf den Händen

Eine hervorragende isometrische Übung, bei der Sie sich wirklich anstrengen müssen, um die Position zu halten. Sie trainiert den ganzen Körper, auch die tiefliegende Rumpfmuskulatur, weil Ihr gesamtes Gewicht nur auf Zehen und Händen ruht. Diese Form der Plank (auf die Hände statt auf die Unterarme gestützt) stärkt den so wichtigen Handgelenksbereich.

1 Im Vierfüßlerstand sind Ihre Hände unter den Schultern, die Knie unter der Hüfte.

2 Spannen Sie den Bauch an und strecken Sie die Beine nach hinten aus. Stützen Sie sich auf die Zehen.

3 Achten Sie darauf, dass Ihr Po nicht hochkommt – Ihr Körper sollte von den Schultern über Hüfte und Knie bis zu den Fersen eine gerade Linie bilden.

4 Atmen Sie in dieser Position weiter und zählen Sie dabei langsam bis 20.

5 Wer eine Pause braucht, setzt kurz die Knie ab. Sobald Sie wieder bereit sind, gehen Sie zurück auf die Zehen.

6 Für mehr Belastung auf dem einzelnen Arm berühren Sie mit einer Hand das gegenüberliegende Handgelenk, dann den Ellbogen und die Schulter.

TOP-TIPP: Für maximalen Nutzen ziehen Sie die Schulterblätter nach unten Richtung Wirbelsäule und aktivieren Ihre Po- und Oberschenkelmuskulatur. Und während der Übung das Atmen nicht vergessen!

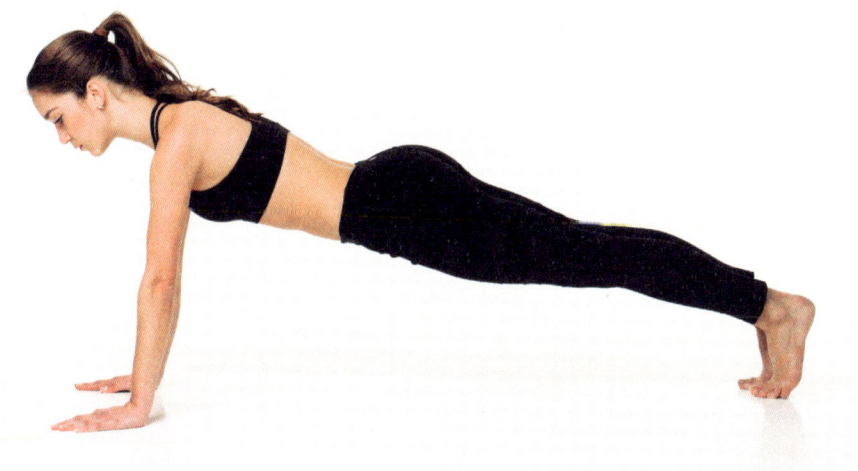

Ausfallschritt nach hinten

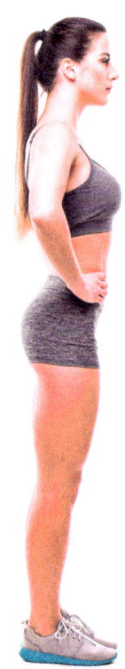
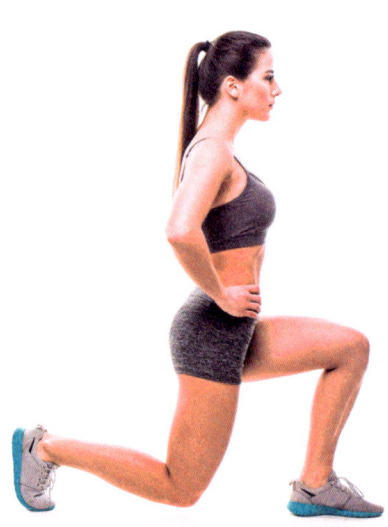

Hier trainieren Sie abwechselnd mit jeweils einem Bein; dabei sind das dynamische Gleichgewicht, die Muskelkraft im Bein sowie die Beweglichkeit der Hüfte gefordert. Die Knochen im Hüft- und Beinbereich werden aufgebaut. Den Schritt nach hinten statt nach vorn zu machen, soll die Knie schonen.

1 Stellen Sie sich aufrecht hüftbreit hin, die Hände auf den Hüften und die Ellbogen leicht nach hinten gedrückt.

2 Machen Sie mit dem rechten Bein einen Schritt rückwärts und senken Sie Ihr rechtes Knie Richtung Boden.

3 Drücken Sie sich über das vordere Bein wieder hoch in den aufrechten Stand und kommen mit dem rechten Bein in die Ausgangsposition zurück.

4 Wiederholen Sie das Ganze mit dem linken Bein und fahren Sie abwechselnd fort.

TOP-TIPP: Halten Sie den Rücken gerade und den Brustkorb aufrecht. Sind Sie unsicher, strecken Sie die Arme aus, um die Balance zu halten.

Superman

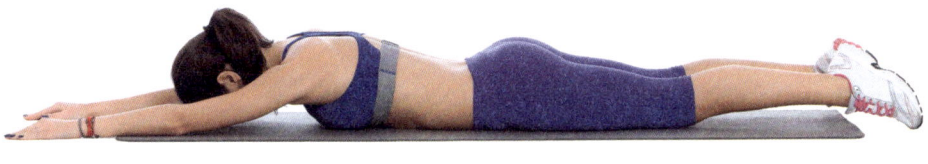

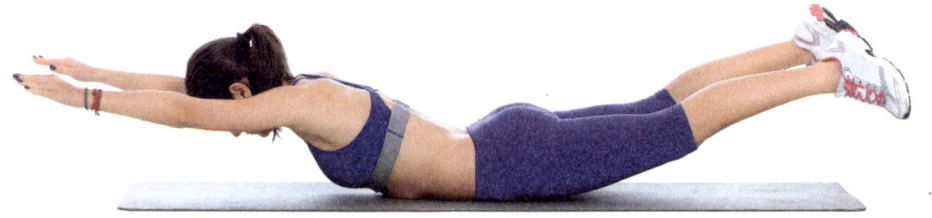

Diese Übung trainiert besonders die hintere Muskelkette, also die Muskeln auf Ihrer Körperrückseite. Die Kräftigung des Rückenstreckers ist unerlässlich für eine gute Körperhaltung, bekämpft den Rundrücken und übt wohltuenden Druck auf die Wirbelsäule aus.

1 Legen Sie sich mit der Stirn nach unten auf die Matte, die Arme nach vorne ausgestreckt.

2 Spannen Sie Ihre Bauchmuskeln an und heben Sie Arme und Beine von der Matte.

3 Halten Sie beim Anheben des Kopfes Ihren Nacken lang, indem Sie immer nach unten auf die Matte schauen.

4 Halten Sie die Spannung 2 Sekunden lang, dann langsam lösen und die Übung wiederholen.

TOP-TIPP: Heben Sie nicht den ganzen Brustkorb ab. Drücken Sie die Hüftknochen fest in die Matte und spannen Sie den Po an, während Sie Arme und Beine anheben.

Sidesteps

Diese Übung auf einem Bein fördert die Sprungkraft und den Knochenaufbau im Hüft-, Knie- und Knöchelbereich, da sich Ihr Gewicht von der einen Seite auf die andere verlagert, außerdem das Gleichgewicht, da Sie Ihre Körpermitte aktivieren müssen, um nicht umzukippen.

1 Stellen Sie sich aufrecht hin, die Füße nebeneinander. Machen Sie mit rechts einen Schritt zur Seite, heben Sie den linken Fuß und halten ihn kurz in der Luft. Auf der anderen Seite wiederholen.

2 Strecken Sie die Arme aus, um besser die Balance zu halten.

3 Steigern Sie die Übung, indem Sie von der einen Seite zur anderen hüpfen.

TOP-TIPP: Wenn Sie sicher fühlen, machen Sie Ihre Schritte bzw. Hüpfer größer und halten Sie den freien Fuß länger in der Luft. Dadurch wird Ihr Unterkörper stärker belastet und Ihre Mitte muss noch mehr arbeiten, um Sie stabil zu halten.

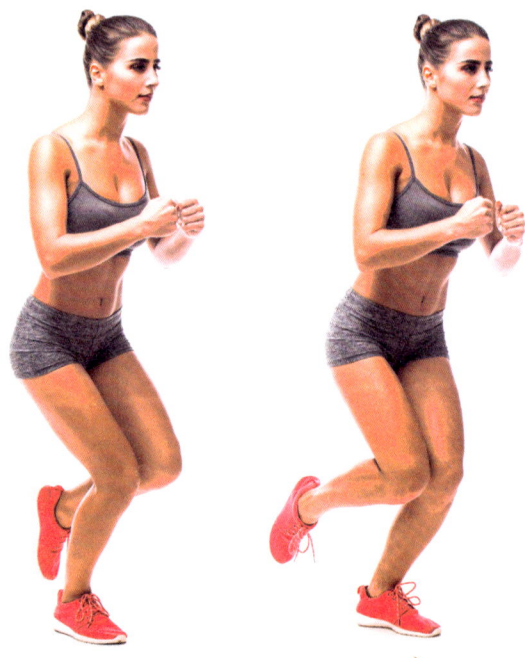

Liegestütz

Diese prima Übung zur Ganzkörperkräftigung trainiert Schultern, Ellbogen und Handgelenke, schult Beweglichkeit und Stabilität und fördert den Knochenaufbau.

1 Starten Sie im Vierfüßlerstand: Die Hände sind weiter als schulterbreit auseinander, die Knie unter der Hüfte.

2 Strecken Sie die Beine nach hinten aus, stellen Sie sich auf die Zehen.

3 Ziehen Sie den Bauchnabel ein, um den unteren Rücken zu stabilisieren.

4 Beugen Sie die Ellbogen, um den Körper in einer geraden Linie nach unten zu senken. Ziehen Sie das Kinn ein.

5 Drücken Sie sich über die Arme wieder hoch in die Ausgangsposition.

Variante: Liegestütz auf den Knien

Ist Ihnen der klassische Liegestütz noch zu schwer, beginnen Sie so:

1 Gehen Sie aus dem Vierfüßlerstand mit den Händen nach vorne und senken Sie die Hüfte, damit Ihr Körper eine gerade Linie von den Schultern bis zu den Knien bildet.

2 Ziehen Sie den Bauchnabel ein, beugen Sie die Ellbogen und senken Brust und Hüfte Richtung Boden; das Kinn ziehen Sie dabei ein.

3 Drücken Sie sich über die Arme wieder hoch in die Ausgangsposition.

TOP-TIPP: Es empfiehlt sich ein Mix aus beiden Varianten. Selbst wenn Sie nur wenige Liegestütze schaffen und nicht weit runterkommen, sollten Sie die Vollversion wagen, da der Kraftaufbau hierdurch wichtig ist.

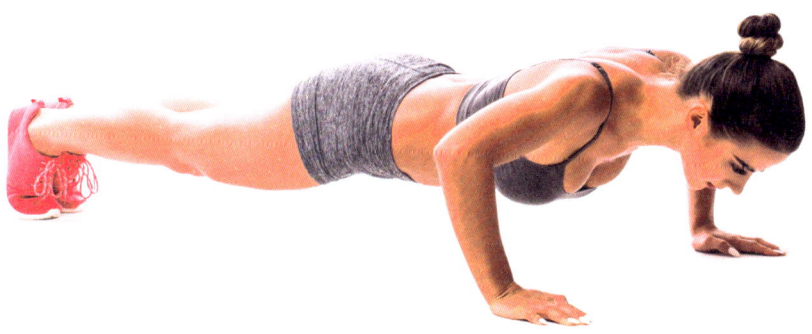

Kreuzheben

Hier kommt es auf die richtige Technik an, denn das Kreuzheben zielt direkt auf den Rückenstrecker (für eine aufrechte Haltung), die hinteren Oberschenkel- und die Gesäßmuskeln. Deren Stärkung führt zu mehr Widerstandskraft und verbessert die Knochendichte in Wirbelsäule und Hüfte.

1 Nehmen Sie Gewichte zur Hand (zwei Hanteln oder Konservendosen).

2 Stehen Sie aufrecht, Füße hüftbreit, Knie sanft gebeugt, und halten Sie die Gewichte neben den Oberschenkeln.

3 Ziehen Sie die Schultern nach hinten unten, verlagern Sie Ihr Gewicht auf die Fersen, beugen Sie den Oberkörper aus der Hüfte nach vorn und senken Sie die Gewichte langsam auf Kniehöhe.

4 Halten Sie den Rücken gerade und sacken Sie nicht nach vorn weg.

5 Richten Sie den Brustkorb auf und kommen von der Hüfte aus wieder in den aufrechten Stand.

> **TOP-TIPP:** Achten Sie darauf, nicht Ihre Hüfte zu senken. Üben Sie das ohne Gewichte: Legen Sie die Hände auf die Oberschenkel und gleiten mit den Fingern die Oberschenkel hinab bis unterhalb des Knies, während Sie sich nach vorn beugen.

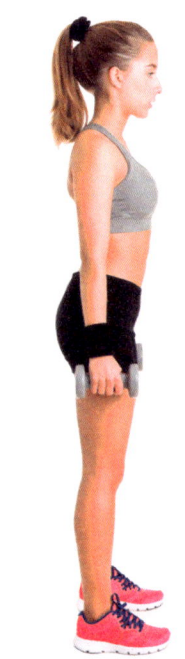

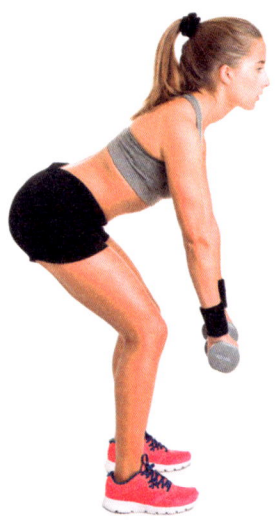

Seit-Ausfallschritt

Hier übt der Ausfallschritt von einer Seite zur anderen einen seitlichen Druck auf die Hüfte aus. Außerdem werden alle wichtigen Muskeln im Hüftbereich gekräftigt, was die allgemeine Standsicherheit fördert.

1 Ihre Füße stehen dicht nebeneinander, die Zehen zeigen nach vorn.

2 Machen Sie mit dem rechten Bein einen großen Schritt zur Seite, beugen Sie das Knie und schieben Sie das Becken nach hinten, um in den seitlichen Ausfallschritt zu sinken. Das linke Bein ist dabei gestreckt, die Zehen zeigen weiterhin nach vorn.

3 Drücken Sie sich mit dem rechten Bein wieder hoch, schließen Sie die Füße.

4 Mit dem linken Bein wiederholen und abwechselnd fortfahren.

5 Setzen Sie das Bein mit der Zeit immer weiter nach außen und gehen Sie immer tiefer in den Ausfallschritt.

TOP-TIPP: Schauen Sie während der gesamten Übung geradeaus und nicht nach unten. Das sorgt für einen geraden Rücken und eine aufrechte Brust.

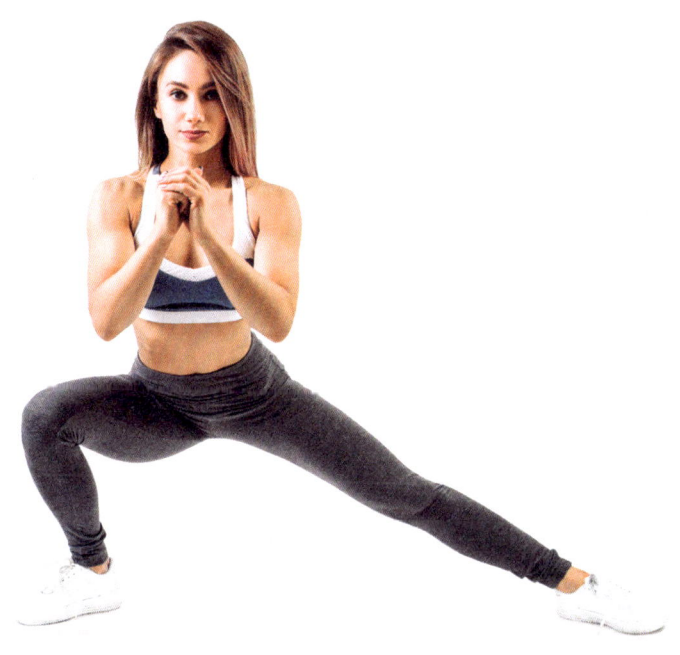

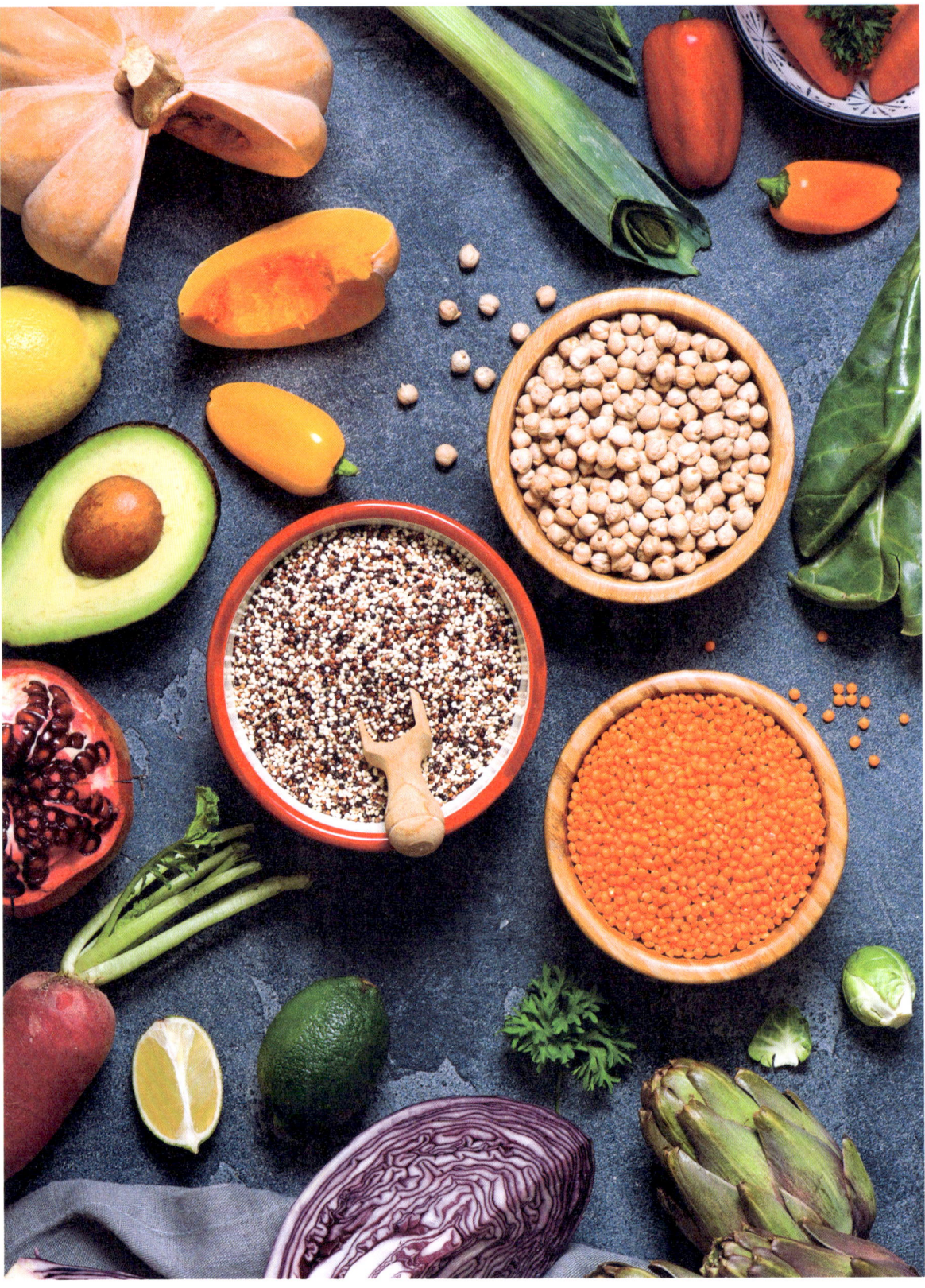

3

ERNÄHRUNG

Sobald Sie wissen, welche Nährstoffe, Mineralien und chemischen Verbindungen für Ihre Knochengesundheit wichtig sind – was genau sie bewirken, wo Sie sie bekommen und was die empfohlene Tagesdosis ist –, können Sie sie aktiv in Ihren Speiseplan einbauen. So stärken Sie die Fähigkeit Ihres Körpers, Ihre Knochen zu reparieren und zu erhalten. Neben Eiweiß, Calcium, Eisen, Zink und vielen anderen Nährstoffen werden Sie die Funktion von sekundären Pflanzenstoffen, Präbiotika und Probiotika kennenlernen. Außerdem erfahren Sie, welche Zutaten Sie meiden sollten und welche Diäten und Ernährungsweisen Einfluss auf die Knochengesundheit nehmen.

WARUM IST ERNÄHRUNG SO WICHTIG?

Der Spruch „Du bist, was du isst" trifft besonders auf Knochen zu – wegen des sensiblen Zusammenspiels der Nährstoffe, die an Produktion und Aktivierung von Knochenzellen beteiligt sind. Die Bildung der Osteoblasten und Osteoklasten aus Stammzellen sowie ihre Aktivität und Versorgung hängen von komplexen Vorgängen ab, die Vitamine und Mineralstoffe als Katalysatoren und Cofaktoren nutzen. Die Bausteine der Knochen – Proteine und Mineralstoffe, die die Mineralisation und Ossifikation vorantreiben – werden ebenfalls aus der Nahrung gewonnen.

Unsere Ernährung liefert außerdem Substanzen, die Entzündungen steuern, was den Knochenumbau beeinflussen kann. So ruft die Verdauung gesättigter Fettsäuren eine Entzündungsreaktion hervor, die einen negativen Effekt auf Knochen hat, während Obst und Gemüse antientzündliche Substanzen enthalten, die vor Krankheiten schützen, welche den Knochen schaden.

Neben den wichtigsten knochengesunden Nährstoffen sollte man sich auch mit Diäten und Nahrungsergänzungsmitteln befassen. Viele davon behaupten, Probleme zu lösen. Doch nicht alle haben eine positive Wirkung auf die Knochen – manche können ihnen sogar schaden. So mag eine Kalorienreduktion zwar zu Gewichtsverlust führen, sie ist aber nicht zwingend gut für die Knochengesundheit.

Wenn wir aber wissen, woraus eine gesunde Ernährung für unsere Knochen besteht, und bewusst darauf achten, was wir essen, können wir aktiv etwas für Bildung, Erhalt und Stärkung unserer Knochen tun. Außerdem können wir uns so vor Krankheiten schützen, die einen negativen Effekt auf die Knochen haben.

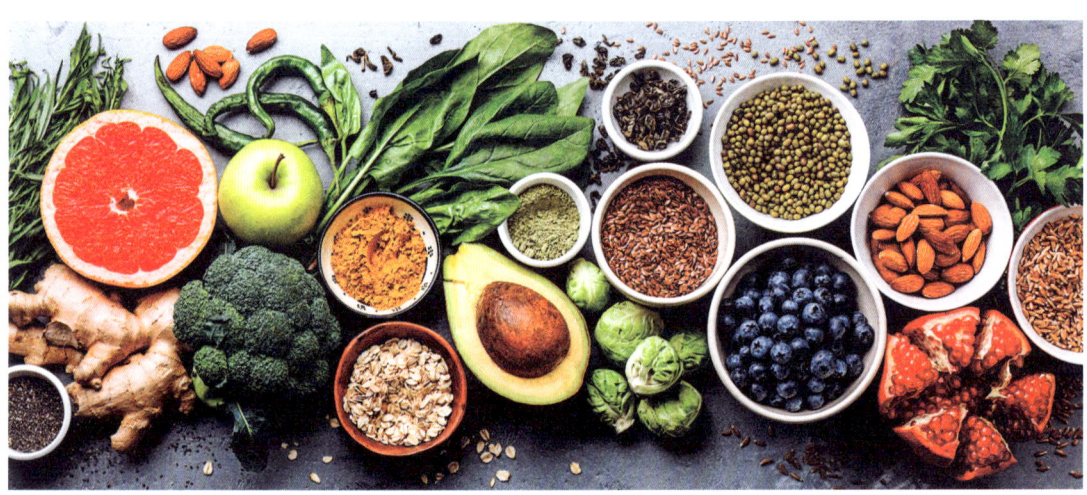

Knochen brauchen Energie

Manche Prozesse im Körper benötigen keine Energie. Doch die Prozesse, die mit Knochen in Verbindung stehen, sind sehr energieabhängig. Knochen brauchen unter anderem Energie, um Vitamin D zu aktivieren, Calcium aufzunehmen und aus Stammzellen Osteoblasten zu bilden. Diese Energie stammt aus den Speisen und Getränken, die wir zu uns nehmen, sowie den Nährstoffen, die darin enthalten sind.

Energie wird in Kalorien gemessen – und eine Kalorie ist definiert als die Menge an Energie, die benötigt wird, um die Temperatur von Wasser um ein Grad zu erhöhen. Daraus auf die Kalorienzahl in einem Keks zu schließen, kann schwierig sein, doch es gibt uns eine Vorstellung davon, wie Essen zu unserem Gesamtenergiebedarf beiträgt. Die meisten Lebensmittel enthalten Energie. Die besten Quellen sind aber Kohlenhydrate (3,75 kcal pro Gramm), Eiweiß (4 kcal pro Gramm) und Fett (9 kcal pro Gramm).

Es wird geschätzt, dass Frauen etwa 2000 kcal am Tag benötigen, Männer 2500 kcal. Doch in der Praxis stellt sich das komplizierter dar: Der Kalorienbedarf hängt davon ab, wie sehr (oder wenig) man aktiv ist, und von der Stoffwechselrate. Im Klinikbereich setze ich als Faustregel lieber 30 kcal pro Kilo Körpergewicht an, um den Bedarf abzuschätzen. Bei einer Frau mit einem Körpergewicht von 60 Kilo ergibt dies einen geschätzten Tagesbedarf von 1800 kcal (wenn sich diese Frau also an den Durchschnittswert halten und täglich 2000 kcal zuführen würde, würde sie mit der Zeit wahrscheinlich zunehmen). Und Männer mit einem Körpergewicht von 100 Kilo brauchen eher an die 3000 kcal am Tag, um ihren Bedarf zu decken.

Genug Energie für den Knochenumbau zur Verfügung zu haben, ist wichtig für den Erhalt der Knochendichte und -stärke. Sowohl eine kalorienbewusste Kost, die die Nährstoffe einschränkt, als auch eine schlechte Ernährung, die nicht ausreichend hochwertige Nährstoffe enthält, können sich auf die Energie auswirken, die den Knochen zur Verfügung steht. Sport (der Energie verbraucht) in Kombination mit einer Kalorienbeschränkung kann besonders schädlich für die Knochengesundheit sein – vor allem bei Frauen nach der Menopause, deren Knochendichte bereits zurückgegangen ist.

Genug Energie für den Knochenumbau zur Verfügung zu haben, ist wichtig für den Erhalt der Knochendichte und -stärke.

KNOCHENFREUNDLICHE NÄHR- UND MINERALSTOFFE

Eiweiß (Protein)

Eiweiß gehört zu den Hauptnährstoffen für starke Knochen, denn zusammen mit Calcium und Phosphor bildet es einen wesentlichen Teil der Knochenmatrix. Da Knochen kontinuierlich umgebaut werden, besteht ein ständiger Bedarf an Eiweiß; eine regelmäßige Zufuhr ist also wichtig für uns.

Funktionsweise

Die Proteine, die wir essen, werden verdaut und in ihre Grundelemente, die Aminosäuren, gespalten. Diese werden zu neuen Eiweißstrukturen verbunden, die im ganzen Körper zum Einsatz kommen – im Falle der Knochen bilden sie vor allem Kollagen.

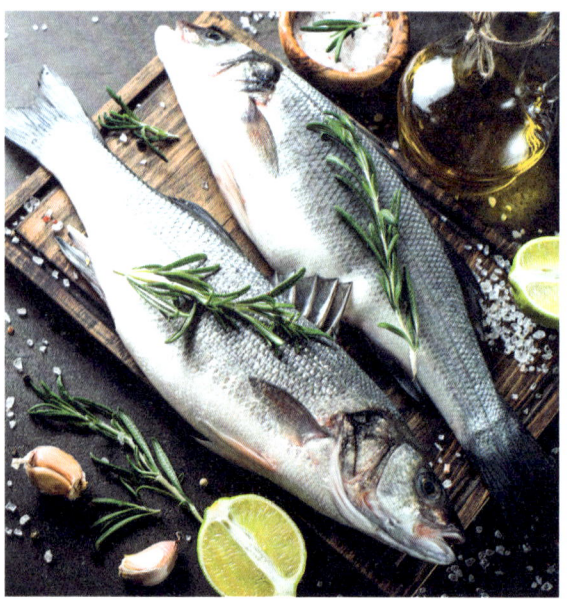

Quellen

Proteine sind in fast allen Nahrungsmitteln zu finden, aber die wichtigsten sind Fleisch, Fisch, Eier, Milchprodukte, Bohnen und Nüsse.

Bedarf

Als Empfehlung für die durchschnittliche Eiweißzufuhr von Erwachsenen am Tag gelten 0,8 Gramm pro Kilogramm Körpergewicht. Wenn Sie also 60 Kilo wiegen, benötigen Sie etwa 48 Gramm Eiweiß am Tag. Zur Einordnung: Ein Ei enthält ca. 17 Gramm, 100 Gramm Kidneybohnen kommen auf 9 Gramm und 120 Gramm Hähnchenbrust enthalten ca. 37 Gramm. Es gibt keine Hinweise darauf, dass tierische Proteine besser für die Knochen sind als pflanzliche; in der Regel enthalten sie jedoch mehr Eiweiß pro Gramm als pflanzliche Quellen. Wenn Sie Vegetarier oder Veganer sind, könnte es für Sie also etwas schwerer sein, Ihren Bedarf zu decken.

Einige Studien legen nahe, dass ältere Menschen mehr Eiweiß benötigen, um ihre Knochendichte zu erhalten: täglich 0,84 Gramm pro Kilogramm.

Auch Kinder brauchen deutlich mehr Eiweiß pro Kilogramm Körpergewicht, um ihr Wachstum zu unterstützen – besonders wichtig im Jugendalter, wenn der Körper versucht, die maximale Knochendichte aufzubauen.

Calcium

Calcium ist ein Makromineralstoff: Von ihm benötigen wir mehr als von einigen anderen Mineralstoffen. Es macht 1,5 bis 2 Prozent unseres Körpergewichts aus. Das klingt vielleicht nicht viel, aber im Vergleich zu anderen Mineralien wie Bor, das weniger als 10 Milligramm beiträgt, ist es eine recht große Menge.

Funktionsweise

Das meiste Calcium in unserem Körper (99 Prozent) findet sich in Knochen und Zähnen. In Verbindung mit Kollagen und Phosphor macht es die Knochen hart. Knochen dienen auch als Calciumreservoir und stellen den Nährstoff bereit, um Stoffwechselprozesse an anderen Orten im Körper voranzutreiben. Um Knochen zu bilden, muss Calcium in ausreichender Menge aus der Nahrung aufgenommen werden – mit Vitamin D, das eine Schlüsselrolle bei der Synthese eines Proteins spielt, das es Calcium erlaubt, die Darmwand zu passieren. Ohne dieses Protein wird Calcium ausgeschieden, statt aufgenommen zu werden. Aufgrund der Wechselbeziehung zwischen Calcium und Vitamin D ist es schwierig, Calciumwerte und -aktivitäten isoliert zu betrachten. Der Körper stellt sicher, dass der Blutcalciumspiegel immer stabil bleibt, indem er bei Bedarf sofort Calcium aus den Knochen in die Blutbahn abgibt. Ein Bluttest ist also nicht die beste Messmethode; ein Knochenscan ist sehr viel effektiver.

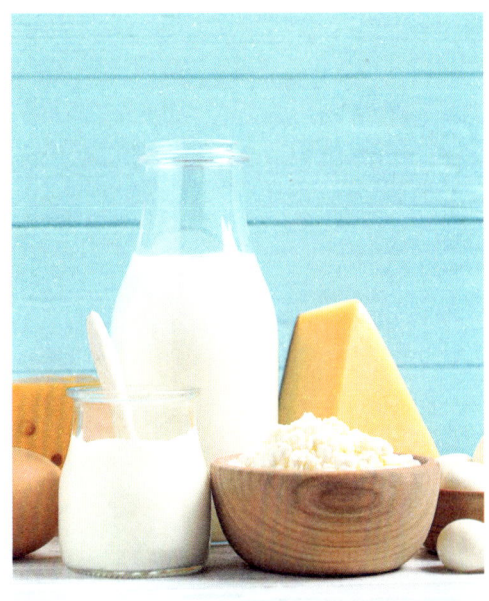

Quellen

Die bekanntesten Calciumquellen sind Milchprodukte. Aber auch in den Gräten von Dosenfisch, in Grünkohl, Brokkoli, Bohnen, Linsen, Trockenfrüchten und angereicherten pflanzlichen Milchdrinks und Frühstückscerealien kommt es vor. Es sollte aber erwähnt werden, dass Calcium in der Regel besser aus tierischen Milchprodukten aufgenommen wird, weil die darin enthaltene Laktose (Milchzucker) die Aufnahme fördert. In Milchalternativen setzt sich Calcium am Boden der Verpackung ab – weshalb es sein kann, dass ein Glas Sojadrink nicht annähernd dieselbe Calciummenge enthält wie ein Glas Kuhmilch.

Wird Calcium zusammen mit anderen Lebensmitteln verzehrt, bindet es sich oft an andere Moleküle und Mineralstoffe.[1] Handelt es sich dabei um Verbindungen, die nicht leicht aufgenommen werden können, geht auch das Calcium verloren. Phytate (in Vollkorngetreide zu finden) und Oxalate (in Spinat und Beeren) sind Beispiele für solche Verbindungen. Einige Tierstudien haben gezeigt, dass Darmbakterien wie das Bifidobakterium (das in fermentierten Lebensmitteln wie Joghurt und Sauerkraut vorkommt) anscheinend in der Lage sind, die Calciumbindung an Phytate und Oxalate zu reduzieren, indem Ballaststoffe zu kurzkettigen Fettsäuren abgebaut werden. Der saure Charakter dieser Verbindungen fördert ebenfalls die Calciumaufnahme.

Auch Zink und Magnesium können den Calciumspiegel beeinflussen, denn sie konkurrieren mit dem Calcium um die Aufnahme. So können sie Calcium daran hindern, die Resorptionswege im Darm zu passieren. Koffein und Natrium erhöhen die Calciummenge, die im Urin ausgeschieden wird, weshalb ein moderater Konsum von Salz und Koffein empfehlenswert ist.

Bedarf

Wir brauchen circa 700 Milligramm Calcium am Tag, und ein 250-Milliliter-Glas Milch enthält etwa die Hälfte davon.

Gute Calciumquellen

- Milch, Käse, andere Molkereiprodukte
- Grünes Gemüse wie Brokkoli, Kohl und Okraschoten; Spinat aber nicht
- Sojabohnen
- Tofu
- Mit Calcium angereicherte Sojadrinks
- Nüsse
- Brot und alles andere, was aus angereichertem Mehl hergestellt wurde
- Fische, bei denen die Gräten mitgegessen werden können, wie Sardinen und Sardellen

Für Veganer:
- Angereicherte Soja-, Reis- und Haferdrinks
- Mit Calciumsulfat hergestellter Tofu
- Sesamkörner und Tahini
- Hülsenfrüchte
- Dunkles und helles Brot (mit Calciumzusatz)
- Trockenfrüchte wie Rosinen, Pflaumen, Feigen und Aprikosen

Vitamin D

Vitamin D ist für die Knochen ein wichtiger Nährstoff. Strenggenommen ist es aber kein Vitamin, denn es funktioniert wie ein Hormon. Vitamine werden in der Regel als Nährstoffe definiert, die unerlässlich für den Körper sind, von ihm aber nicht selbst gebildet werden und daher mit dem Essen aufgenommen werden müssen. Vitamin D hingegen ist zwar unerlässlich, kann aber vom Körper selbst hergestellt werden und ist nur in wenigen Nahrungsmitteln enthalten. Normalerweise produzieren wir Vitamin D in der Haut, unter Einwirkung von Sonnenlicht. Es muss aber erst „aktiviert" werden, bevor es seine Aufgaben ausführen kann. Dadurch wird es in das Hormon Calcitriol umgewandelt, das dann auf die Zellen einwirkt.

Funktionsweise

Vitamin-D-Rezeptoren finden sich in zahlreichen Körperzellen. Sie nehmen auf viele Prozesse Einfluss, z.B. auf die Regulierung der Botenstoffe im Gehirn, die das Immunsystem steuern, und auf die Knochenmineralisation. Einige Funktionen sind wohl noch unbekannt. Die Rolle, die Vitamin D für die Knochen spielt, wurde aber bereits Anfang des 20. Jahrhunderts erkannt, als man herausfand, dass Vitamin-D-Mangel die Hauptursache für Rachitis ist. Auch bei Osteomalazie, Osteopenie und Osteoporose spielt Vitamin-D-Mangel eine Rolle.

Stellt die Nebenschilddrüse fest, dass der Calciumspiegel im Blut niedrig ist, schüttet sie Parathormon zur Vitamin-D-Aktivierung aus. Nach seiner Aktivierung erhöht Vitamin D die Phosphor- und Calciumaufnahme im Darm und regt die Osteoklasten dazu an, Mineralstoffe aus den Knochen ins Blut abzugeben.

Quellen

Das meiste Vitamin D wird in der Haut produziert, aber nur, wenn sie ausreichend Sonnenlicht ausgesetzt ist. Vitamin-D-Lieferanten in der Nahrung sind Leber, Eier, Fettfische, Butter, angereicherte Lebensmittel wie Joghurt und Cerealien sowie Ergänzungspräparate.

Vitamin D ist fettlöslich: Es löst sich nicht in Wasser auf und wird vom Blut

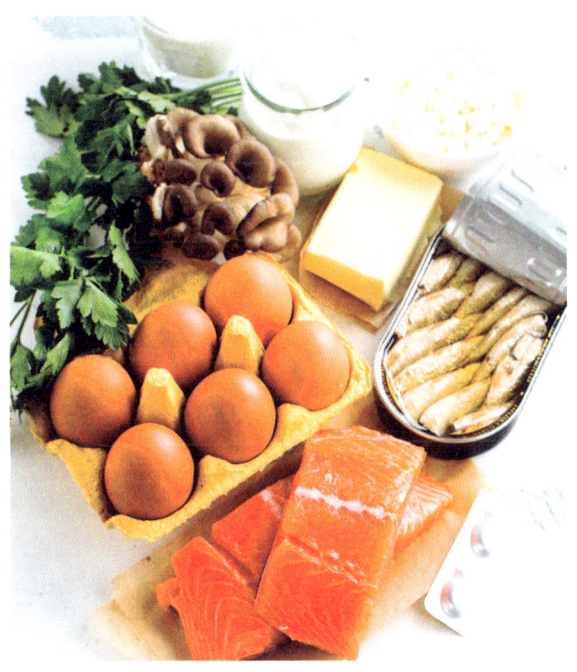

am besten zusammen mit Fett aufgenommen. Deshalb empfiehlt es sich, Ergänzungspräparate mit einer Mahlzeit zu kombinieren, die etwas Fett enthält.

Bedarf

Die empfohlene Vitamin-D-Tagesdosis beträgt 10 Mikrogramm. Die meisten Menschen sollten zwischen April und September in der Lage sein, selbst genug Vitamin D zu bilden. In den Wintermonaten jedoch, wenn die Sonne in Nordeuropa nicht mehr genug Kraft hat, um die Vitamin-D-Synthese in Gang zu setzen, wird allen, die die 10 Mikrogramm nicht aus anderen Quellen beziehen, ein Ergänzungspräparat nahegelegt.[2]

Wer dunklere Haut hat oder nicht viel nach draußen geht oder seine Haut mit Kleidung oder Sonnencreme schützt, muss vielleicht das ganze Jahr über Vitamin D einnehmen. Tatsächlich ist Vitamin-D-Mangel im Nahen Osten weiter verbreitet als in Nordeuropa, trotz mehr Sonneneinstrahlung – wahrscheinlich, weil die Menschen dort weniger Zeit in der Sonne verbringen.[3]

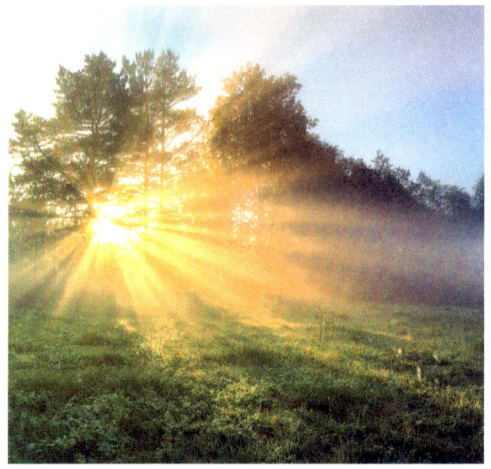

In den Wintermonaten, wenn die Sonne in Nordeuropa nicht mehr genug Kraft hat, um die Vitamin-D-Synthese in Gang zu setzen, wird allen, die die 10 Mikrogramm nicht aus anderen Quellen beziehen, ein Ergänzungspräparat nahegelegt.

Gute Vitamin-D-Quellen

- Fettfische wie Lachs, Sardinen und Makrelen
- Eier
- Angereicherte Streichfette
- Angereicherte Frühstückscerealien
- Einige Milchpulver

Für Veganer:
- Sonnenlicht
- Vitamin-D-Ergänzungspräparate
- Streichfette, Frühstückscerealien und Sojadrinks mit Vitamin-D-Zusatz

Phosphor

Phosphor ist der zweithäufigste Mineralstoff im Körper (1 Prozent unseres Körpergewichts) und zusammen mit Calcium der zentrale Baustein von Knochen und Zähnen. Außerdem wirkt er ausgleichend auf den pH-Wert im Blut, hilft bei der Reparatur von Zellen und trägt dazu bei, dass Fett, Kohlenhydrate und Eiweiß in Energie umgewandelt werden.

Funktionsweise

Phosphor kommt in den Knochen hauptsächlich als Phosphat vor, das sich mit Calcium zusammentut, um die feste, kristalline Struktur der Knochen zu bilden. Damit dieser Prozess effektiv ablaufen und Phosphor seine anderen Aufgaben erfüllen kann, ist es wichtig, dass der Calcium- und Phosphatspiegel im Blut in der Balance gehalten wird. Wie beim Calcium wird auch die Phosphataufnahme vom Vitamin D gesteuert; sein Gehalt im Blut wird vom Parathormon und dem Hormon Calcitonin reguliert. Das Parathormon regt die Phosphat- und Calciumfreisetzung aus Knochen und Darm an, wenn deren Konzentration im Blut ansteigen soll. Calcitonin hindert die Osteoklasten daran, Knochenmasse abzubauen und stimuliert die Nieren, Phosphat im Urin auszuscheiden, wenn die Blutwerte sinken sollen.

Quellen

Phosphor ist in vielen Lebensmitteln enthalten, besonders reichlich aber in solchen mit hohem Eiweißgehalt, wie z.B. Fleisch, Fisch, Eier und Milchprodukte. Phosphor findet man auch in Nüssen, Samen, Bohnen und Vollkorngetreide, und zwar in Form von Phytaten. Phosphat bildet Verbindungen mit

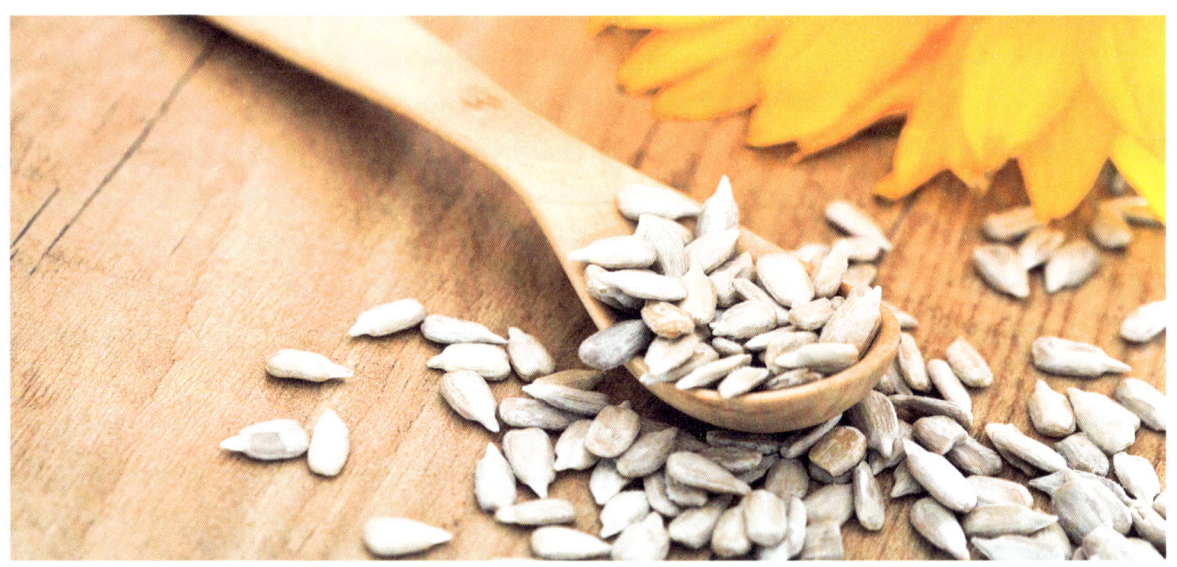

Kohlenstoff, Wasserstoff und Sauerstoff. In dieser Form kann es weniger gut vom Körper aufgenommen werden. Leichter zugänglich wird es, wenn man Sprossen und Bohnen oder fermentierte Nahrungsmittel wie Tempeh verzehrt.

Bedarf

Erwachsene brauchen täglich 550 Milligramm Phosphor, was in der Regel leicht zu erreichen ist: 85 Gramm Fleisch oder Fisch liefern etwa ein Drittel dieser Menge; 30 Gramm Käse etwa ein Viertel; 100 Gramm Tempeh etwa die Hälfte. Da Phosphor in sehr vielen Lebensmitteln vorkommt, nehmen die meisten Menschen die benötigte Menge über die Nahrung auf. Doch exzessiver Alkoholkonsum, einige Medikamente (vor allem Magensäuremittel mit Calcium und Magnesium, die sich mit Phosphat verbinden und so die Aufnahme verhindern) und Diabetes können zu einem zu niedrigen Phosphorspiegel führen. Eine übermäßige Zufuhr kann ebenfalls schaden, besonders bei Menschen mit einem Nierenleiden, denen es schwerfällt, Phosphor aus dem Blut zu filtern. Wegen der engen Beziehung zwischen Phosphat und Calcium kann ein hoher Phosphatspiegel zu Prozessen führen, die den Knochen Calcium entziehen – was die Knochengesundheit beeinträchtigt – und zu gefährlichen Kalkablagerungen in Blutgefäßen und anderen Körpergeweben.

Zink

Zink ist ein essenzieller Mineralstoff, der für viele Abläufe im Körper benötigt wird, unter anderem für die Immunabwehr und die Eiweißsynthese. Auch die Aktivität vieler Enzyme – auch einige, die für die Knochengesundheit wichtig sind – wäre ohne Zink nicht möglich.

Funktionsweise

Zink hilft dabei, Stammzellen in verschiedene Arten von Knochenzellen umzuwandeln, und spielt eine Rolle beim Knochenstoffwechsel. Es ist an der Bildung der Kollagen-Protein-Matrix beteiligt, in die Calcium und Phosphat eingelagert werden, wenn neues Knochengewebe entsteht. Außerdem hilft es bei Reparatur und Umbau von Knochen, indem es die Bildung von Osteoklasten unterdrückt, das Absterben reifer Osteoklasten fördert und die Aktivität der Osteoblasten stimuliert (*siehe auch Knochenumbau, S. 14/15*). Zink wird für die Calciumaufnahme benötigt, und niedrige Zinkwerte werden mit einem Osteoporoserisiko in Verbindung gebracht. Wie sich Zinkmangel auf die Knochen auswirkt, zeigt sich ganz deutlich bei Kindern, wo er die Knorpel- und Kollagenproduktion beeinträchtigt und so das Wachstum bremst. Ein niedriger Zinkspiegel sorgt zudem für eine Reduktion der Enzyme, die nötig sind, um Eiweiß aus der Nahrung aufzunehmen und dem Körper zur Verfügung zu stellen.

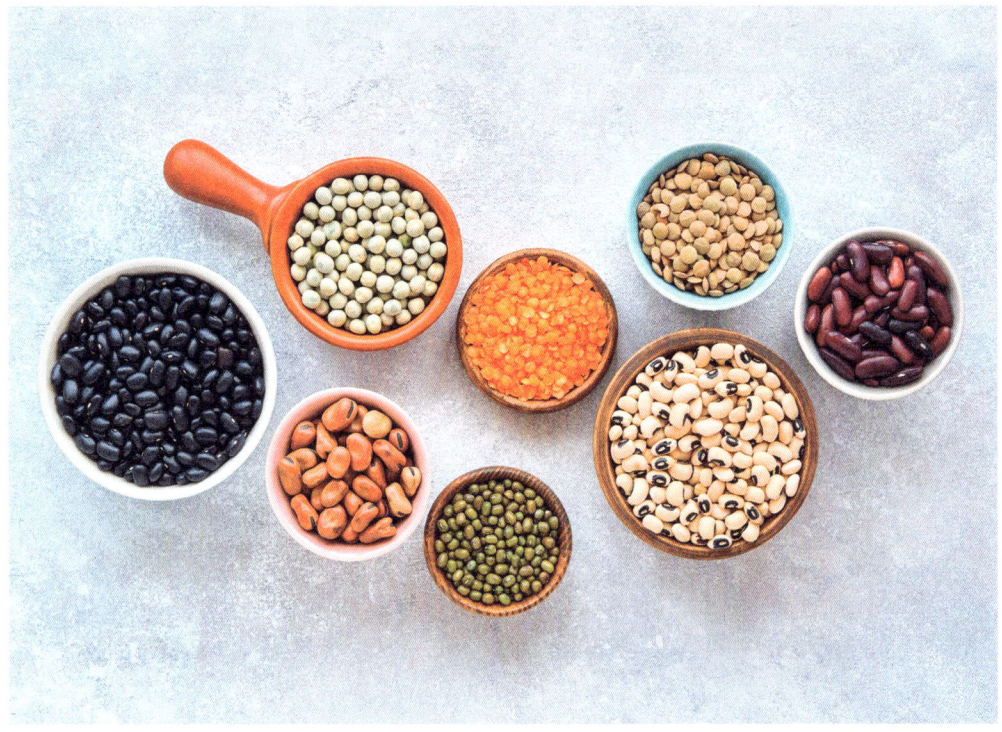

Quellen

Zink findet man hauptsächlich in Lebensmitteln mit hohem Eiweißgehalt, z.B. in Fleisch und Fisch, aber auch in Hülsenfrüchten, Nüssen, Getreide, Champignons, Grünkohl und Spinat. Für Vegetarier und Veganer können Bohnen eine wichtige Zinkquelle sein, obwohl dessen Aufnahme durch die ebenfalls enthaltenen Phytate gehemmt wird. Vitamin C kann aber bei der Aufnahme helfen. Der Verzehr von Obst- und Gemüse kann also zu einer verbesserten Zinkabsorption beitragen, auch wenn Obst und Gemüse nicht die besten Zinklieferanten sind.

Wie Calcium wird auch Zink in einer sauren Umgebung leichter aufgenommen – Medikamente wie Protonenpumpenhemmer, die die Magensäure reduzieren, und Antazida, die für eine basische Umgebung sorgen, können also die Aufnahme blockieren.

Bedarf

Als ausreichende Zinkzufuhr gelten für Männer 9,5 Milligramm am Tag, für Frauen 7 Milligramm. Teenager brauchen 9 Milligramm am Tag – wenn sie die nicht bekommen, hat das sehr wahrscheinlich negative Auswirkungen auf die maximale Knochendichte. Eine 80-Gramm-Portion Rinderhack enthält ca. 3,8 Milligramm Zink, 250 Milliliter Milch liefern 0,5 bis 1,2 Milligramm und eine einzige Auster satte 13 Milligramm!

Magnesium

Der in allen Körperzellen vorkommende Mineralstoff Magnesium ist an vielen biochemischen Prozessen beteiligt. Er hilft, die Nerven- und Muskelfunktion zu erhalten, ist wichtig für den Energiestoffwechsel und trägt insbesondere zur Muskelfestigkeit bei. 60 Prozent des im Körper enthaltenen Magnesiums befinden sich in den Knochen – ein Drittel davon an der Knochenoberfläche in der Kortikalis, die als Speicher dient und bei Bedarf Magnesium ins Blut abgibt. Die restlichen zwei Drittel bilden die kristalline Struktur der Knochen, zusammen mit Calcium und Phosphor.

Funktionsweise

Magnesium spielt eine Rolle in Hunderten von chemischen Reaktionen. Daneben wird es benötigt, um Vitamin D zu aktivieren, neue Calciumkristalle zu bilden und die Calciumaufnahme und -freisetzung aus den Knochen zu steuern. All das hat Einfluss auf den Knochenumbau. Magnesiummangel ist daher ein hoher Risikofaktor für Osteoporose. Umgekehrt hat sich eine ausreichende Magnesiumzufuhr in der Kindheit als Indikator für eine hohe Knochenmineraldichte im späteren Leben erwiesen.

Es scheint, dass die positive Wirkung, die Magnesium auf die Knochen hat, sich ins Gegenteil verkehren kann, wenn die Magnesiumwerte zu hoch sind – entweder wegen einer Nierenerkrankung oder einer exzessiven Einnahme von Ergänzungspräparaten. Calcium und Magnesium teilen sich die Resorptionswege, sodass das eine Element die Aufnahme des anderen blockieren kann.

Ein übermäßiger Magnesiumgehalt im Blut kann die Knochenmineralisation beeinträchtigen, denn im Knochen verbindet sich der Überschuss mit Phosphor zu Magnesiumphosphat – sodass weniger Phosphor zur Verfügung steht, um sich mit Calcium zum knochenbildenden Calciumphosphat zu verbinden. Eine hohe Einnahme kann sich auch auf die Regulierung des Parathormons auswirken.

Quellen

Nüsse, Samen, Bohnen (einschließlich Kaffee- und Kakaobohnen) sowie Hülsenfrüchte, Vollkorngetreide und grüne Blattgemüse sind alle gute Magnesiumlieferanten.

Bedarf

Die tägliche Zufuhr von Magnesium ist nötig, damit die Knochenspeicher nicht geleert werden. Männer brauchen 300 Milligramm pro Tag, Frauen 270 Milligramm, Teenager 300 Milligramm. Eine Tasse gekochter Spinat liefert etwa 150 Milligramm, ein Esslöffel Kürbiskerne etwa 75 Milligramm, ein doppelter Espresso 50 Milligramm.

Kupfer

Wie Zink ist auch Kupfer ein Mineralstoff, der für einige lebenswichtige Enzymfunktionen benötigt wird, die die Knochen betreffen. Über die Rolle des Kupfers ist zwar noch nicht alles bekannt. Wir wissen aber, dass Kupfermangel zu Knochenmissbildungen führt.

Funktionsweise

Eine der enzymatischen Aufgaben von Kupfer ist es, bei der Kollagenproduktion zu helfen und die Festigkeit der Knochenmatrix zu erhöhen. Außerdem soll er die Bildung der Osteoblasten aus Stammzellen fördern. Kupfer hat sich als nützlich für den Erfolg von Knochentransplantaten erwiesen, da er Knochen beim Nachwachsen hilft und antibakteriell wirkt.

Kupfer ist ein Cofaktor bei der Produktion von Antioxidantien. Eins davon hemmt den Knochenabbau, indem es die freien Radikale neutralisiert, die die Osteoklasten zur Auflösung von Knochensubstanz verwenden. Kupfermangel hat also negative Auswirkungen auf die Knochenmineraldichte. Zu viel Kupfer, so eine aktuelle Studie, führt aber ebenfalls zu einem erhöhten Knochenbruch-Risiko, was zeigt, dass hier fein ausbalanciert werden muss. Eine Kupfervergiftung kann Nierenschäden verursachen. Angesichts der wichtigen Rolle, die die Nieren bei der Knochengesundheit spielen, könnte dies das erhöhte Frakturrisiko erklären.

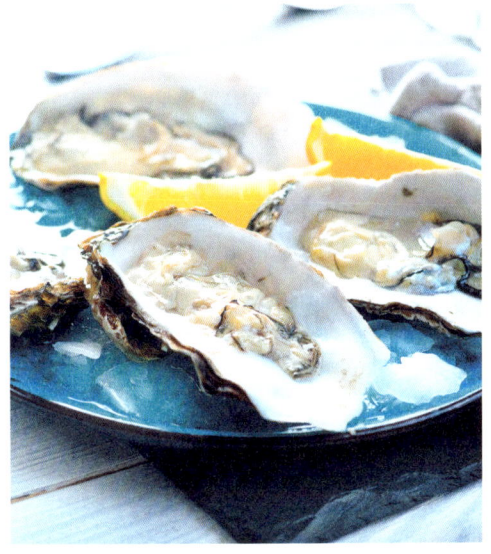

Quellen

Leber, Austern, Hummer, Bohnen, Nüsse und Kartoffeln sind allesamt gute Kupferquellen. Die Kupferabsorption im Darm wird von einer sauren Umgebung gefördert und auch Vitamin C (selbst eine Säure) hilft bei der Aufnahme. Antazida, die für eine basische Umgebung sorgen, und Protonenpumpenhemmer, die die Säureproduktion im Magen hemmen, können die Absorptionsrate reduzieren.

Bedarf

Wir brauchen nur 1,2 Milligramm Kupfer am Tag. Mit einer abwechslungsreichen, ausgewogenen Ernährung sollte dies leicht abzudecken sein.

Fluorid

Fluorid ist ein Mineralstoff, der zur Knochenmineralisation und Zahnschmelzbildung beiträgt.

Funktionsweise

In den Knochen stimuliert Fluorid die Produktion von Osteoblasten. In den Zähnen wirkt es auf die Zellen ein, die den Zahnschmelz bilden und schützen.

Quellen

Das meiste Fluorid, das wir zu uns nehmen, stammt aus dem Trinkwasser. Dessen Fluoridgehalt hängt von der geografischen Lage ab. In einigen Gebieten, wo der natürliche Gehalt niedrig ist, wird Trinkwasser mit Fluorid angereichert, um die Zähne vor Karies zu schützen.

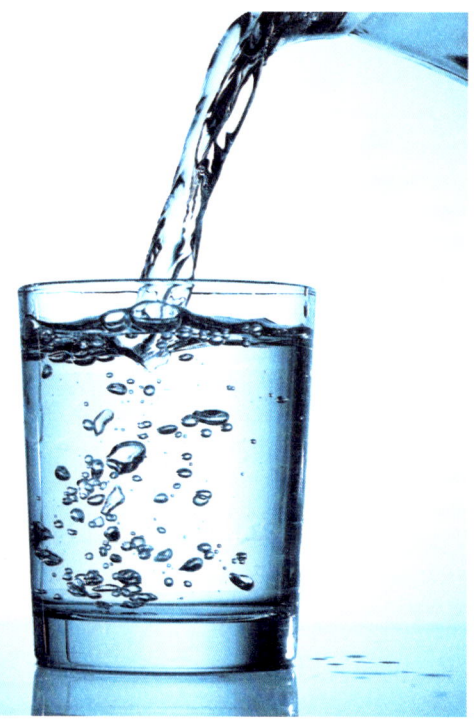

Eine andere Quelle sind Zahncremes, die die Fluoridzufuhr steigern, wenn sie hinuntergeschluckt werden. Nimmt man über einen längeren Zeitraum übermäßig viel Zahnpasta, erhöht dies das Fluorose-Risiko bei Zähnen (Flecken und Vertiefungen), aber auch, weniger häufig, bei Knochen. Wer darauf achtet, dass Kinder keine Zahnpasta schlucken – besonders in den ersten acht Jahren, wenn sich die zweiten Zähne bilden –, schützt die Zähne vor Verfärbungen.

Bedarf

Fluorid ist eine natürlich vorkommende Verbindung, aber über die für die Gesundheit nötigen Mengen wird immer noch diskutiert. Auch wenn es Belege dafür gibt, dass die Fluoridzugabe im Trinkwasser die Zähne vor Karies schützen und die Mineraldichte bestimmter Knochen erhöhen kann, bleibt sie umstritten. Fluoridüberversorgung kann nämlich zu Schmelzflecken und brüchigen Zähnen sowie einer schlechten Knochenqualität führen (hohe Mineraldichte heißt nicht zwingend hohe Knochenfestigkeit). Man kann nicht wissen, wie viel angereichertes Wasser einzelne Menschen trinken, ob sie also im Laufe der Zeit giftige Mengen zu sich nehmen. Die WHO meldet allerdings, dass die minimalen Mengen, die dem Trinkwasser zugefügt werden, keine Gefahr für die öffentliche Gesundheit darstellen.[4]

Kalium

Kalium gehört zu den wichtigsten Mineralstoffen im Körper. Es sorgt für ein funktionierendes Nerven- und Muskelsystem, hilft bei der Regulation der Körperflüssigkeiten und dabei, den pH-Wert konstant zu halten – für die Knochen sehr wichtig. Es ist ein basisches Mineral, das die Säuren neutralisiert, die Knochenmasse abbauen.

Funktionsweise

Knochen fungieren als Speicher für basische Mineralstoffe (in erster Linie Calcium), die bei Bedarf in die Blutbahn abgegeben werden, um den pH-Wert wiederherzustellen: Wird das Blut zu sauer, setzt Knochenabbau ein, was Calcium freisetzt. Aus der Nahrung aufgenommenes Kalium hilft dabei, diesen Abbau zu verhindern, indem es dafür sorgt, dass der Säuregrad des Blutes nicht ansteigt – und den Knochen so erspart, Calcium freisetzen zu müssen. Kalium kann auch die Calciummenge reduzieren, die im Urin ausgeschieden wird. Das führt ebenfalls dazu, dass weniger auf die Knochenspeicher zurückgegriffen werden muss.

Quellen

Obst und Gemüse liefern Kalium in Hülle und Fülle. Besonders kaliumreich sind Bananen und Kartoffeln.

Bedarf

Im Vergleich zu einigen anderen Mineralien brauchen wir recht viel Kalium pro Tag: 3500 Milligramm, mehr als zehnmal so viel wie Magnesium. Wenn man viel Obst und Gemüse isst, sollte dies kein Problem sein. Doch die Ernährungsorganisation der UN stellte fest, dass die meisten Europäer die empfohlenen fünf Portionen Obst und Gemüse am Tag (ca. 400 Gramm) nicht schaffen. Manche Länder wie Norwegen, die Niederlande und Island kommen sogar nur auf etwa die Hälfte.[5] Wegen seiner engen Beziehung zum Calcium kann Kalium besonders wichtig für die Knochengesundheit von Menschen sein, die calciumarm essen, weil sie z.B. Milchprodukte meiden.

Eisen

Der Mineralstoff Eisen ist vor allem für seine Rolle bei der Bildung von Hämoglobin bekannt – dem Farbstoff in den roten Blutkörperchen, der den Sauerstoff durch den Körper transportiert. Eisen hat auch viele enzymatische Funktionen. Unter anderem hilft es bei der Verstoffwechselung von Vitamin D und der Bildung von Kollagen, beide unerlässlich für die Knochengesundheit.

Funktionsweise

Eisen ist für viele Körperprozesse unentbehrlich. Zu hohe Eisenwerte (als Folge einer übermäßigen Einnahme von Ergänzungsmitteln oder einer Krankheit, die sich auf den Eisenstoffwechsel auswirkt) sind aber genauso schädlich wie zu niedrige (Anämie). Der Eisenspiegel hat Auswirkungen auf die Bildung der Osteoklasten und Osteoblasten und auch auf deren Aktivität beim Knochenumbau. Ein ausgewogenes Verhältnis ist wichtig, denn sowohl Eisenmangel als auch -überschuss kann den Knochenstoffwechsel stören und die Knochen schwächen.

Quellen

Eisen in Form von Hämeisen bezieht man über den Verzehr von rotem Fleisch, in Form von Nicht-Hämeisen aus Hülsenfrüchten, grünem Blattgemüse, Trockenobst, Nüssen und Samen sowie angereicherten Lebensmitteln. Hämeisen geht direkt ins Blut. Die Aufnahme von Eisen aus pflanzlichen Quellen erfordert aber einen Umwandlungsprozess, an dem auch Vitamin C beteiligt ist. Eisen nutzt dieselben Resorptionswege wie einige andere Mineralstoffe und kann daher von Calcium, Zink und Magnesium blockiert werden. Wenn Sie also Calciumpräparate für Ihre Knochengesundheit einnehmen, sollten Sie sie nicht mit eisenhaltigen Nahrungsmitteln kombinieren.

In mehr als 80 Ländern wird Weißmehl mit Eisen angereichert, weshalb Weißbrot eine wichtige Eisenquelle für viele Menschen darstellt.[6] Vollkornmehl enthält zwar von Natur aus Eisen, aber die darin vorkommenden Phytate können die Aufnahme beeinträchtigen.

Bedarf

Eisenmangel ist eines der wenigen häufigen Nährstoffdefizite in der westlichen Welt – besonders verbreitet unter Teenagerinnen und Frauen, da sie fast doppelt so viel Eisen wie Männer brauchen, um den Verlust während der Menstruation auszugleichen. Bei Teenagerinnen ist es besonders wichtig, für eine ausreichende Eisenzufuhr zu sorgen, denn dies ist die Zeit, in der die maximale Knochendichte erreicht wird. Vom elften Lebensjahr an brauchen Mädchen 14,8 Milligramm Eisen am Tag – dieselbe Menge wie erwachsene Frauen. Männer benötigen 8,7 Milligramm am Tag.

Vitamin K

Vitamin K ist unverzichtbar für die Funktionsfähigkeit von Proteinen, die bei der Blutgerinnung helfen, und anderen, die Knochenstoffwechsel und Knochenfestigkeit betreffen.

Funktionsweise

Vitamin K beeinflusst den Knochenumbau, indem es die Bildung der knochenaufbauenden Osteoblasten fördert und Proteine aktiviert – besonders Osteocalcin –, die an der Knochenmineralisation beteiligt sind. Häufig gibt es einen Zusammenhang zwischen Vitamin-K-Mangel und Knochenbrüchen bzw. Osteoporose, was zeigt, dass das Vitamin eine bedeutende Rolle bei der Knochenfestigkeit spielt.

Quellen

Vitamin-K-Quellen umfassen grünes Blattgemüse, Brokkoli, Nüsse und Kernöle sowie Fett in kleineren Mengen.

Bedarf

Die empfohlene Vitamin-K-Zufuhr hängt vom Gewicht ab und beträgt täglich etwa 1 Mikrogramm pro Kilogramm Körpergewicht. Man geht davon aus, dass ein durchschnittlicher Erwachsener mehrere hundert Mikrogramm am Tag zu sich nimmt, wenn er sich ausgewogen ernährt. Und da unser Körper dank einiger Bakterienarten auch selbst Vitamin K produzieren kann, tritt ein Mangel nur selten auf.

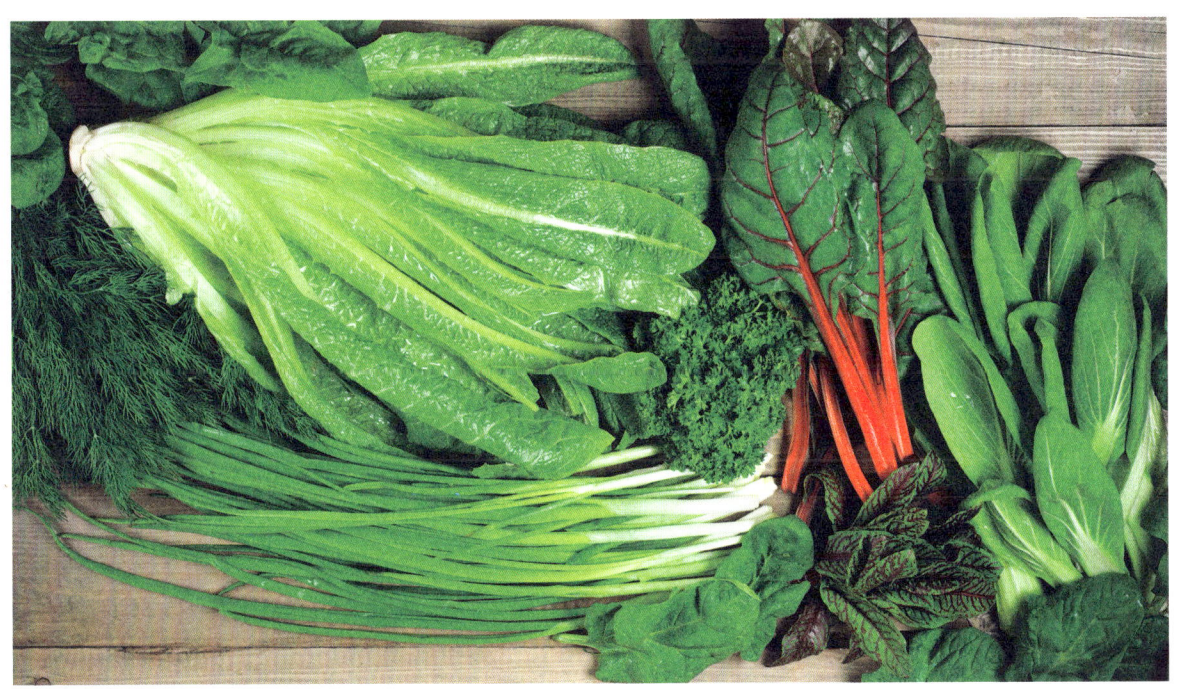

Bor

Wir haben nur winzige Mengen (3–20 Milligramm) Bor in unserem Körper. Trotzdem ist der Mineralstoff essenziell für Wachstum und Erhalt unserer Knochen. Bor nimmt Einfluss darauf, wie Knochen Calcium und Magnesium einsetzen, und auch darauf, wie Hormone wie Vitamin D und Östrogen auf die Knochenzellen einwirken. Bor soll einen entzündungshemmenden Effekt besitzen und kann die Symptome von rheumatoider Arthritis und Arthrose reduzieren.

Funktionsweise

Auch wenn nachgewiesen wurde, dass Bor positive Auswirkungen auf die Knochengesundheit hat, sind die genauen Mechanismen weiter unklar. Offenbar beeinflusst es, wie der Körper andere Mineralstoffe verarbeitet – so reduziert es die Ausscheidung von Calcium und Magnesium im Urin –, was der Demineralisation von Knochen entgegenwirkt. Außerdem soll es den Östrogenspiegel älterer Menschen erhöhen und die Vitamin-D-Aktivität im Körper steigern.

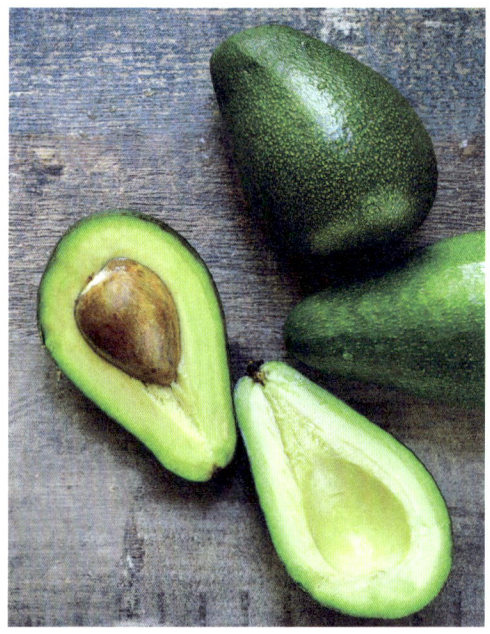

Quellen

Zu den besten Borquellen zählen Nüsse, Hülsenfrüchte, Avocados und Weintrauben, die 1–4,5 Milligramm pro 100 Gramm enthalten. Wein, Bier und Wasser (in einigen Regionen) können ebenfalls Bor enthalten – und je nachdem, wo sie wachsen, auch Obst und Gemüse.

Bedarf

Allgemeine Zufuhrempfehlungen gibt es für Bor nicht, obwohl eine übermäßige Einnahme in Form von Ergänzungsmitteln schädlich ist. Man nimmt an, dass 1–3 Milligramm pro Tag, die dank einer abwechslungsreichen Ernährung leicht erreicht werden können, genug für die Knochengesundheit sind.

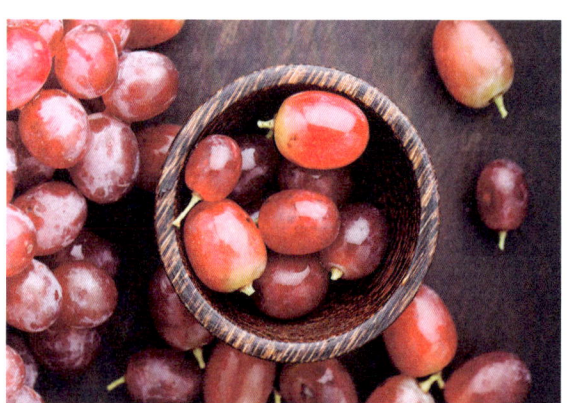

Mangan

Wir brauchen kleine Mengen des Mineralstoffs für Bildung und Erhalt unserer Knochen. Mangan spielt nämlich eine wichtige Rolle bei der Produktion von Kollagen, das für die Knochenbildung und -mineralisation benötigt wird. Auch an den Grundbausteinen, aus denen Knorpel besteht, ist es beteiligt.

Funktionsweise

Indem es mit Kupfer, Zink, Magnesium und Calcium zusammenarbeitet, trägt Mangan zur Knochenmineraldichte bei und sorgt für feste Knochen. Manganmangel scheint ein Risikofaktor für Osteopenie und Osteoporose zu sein.

Quellen

Vollkorngetreide, Hülsenfrüchte, Blattgemüse, Trockenobst und Nüsse sind alle gute Manganlieferanten, ebenso wie Tee.

Bedarf

Auch wenn es keine empfohlene Zufuhrmenge gibt, ist ein Manganmangel selten – die meisten Menschen nehmen ausreichend Mangan über das Essen auf. Zu einem Mangel kommt es eigentlich nur, wenn man bewusst auf Mangan verzichtet. Zu den Symptomen eines Manganmangels gehören u.a. Fehlbildungen der Knochen und Veränderungen der Haarfarbe.

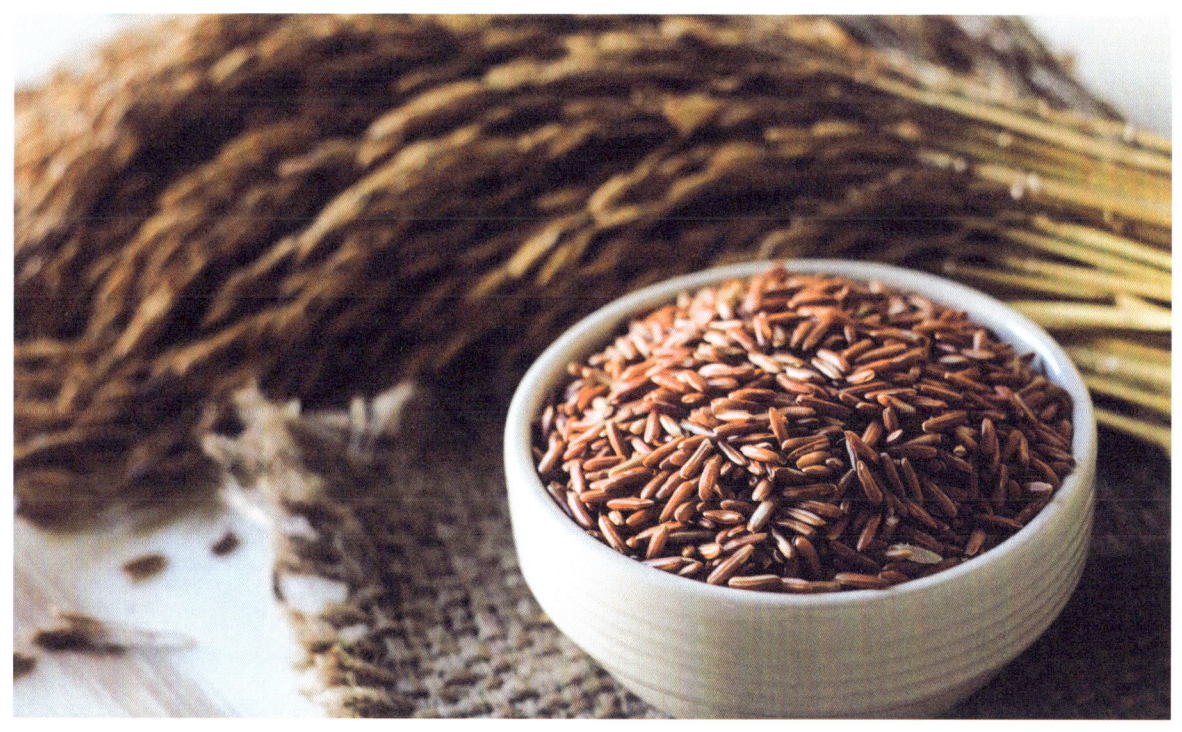

WAS DEN KNOCHEN SONST NOCH HILFT

Phytonährstoffe

Neben Vitaminen und Mineralstoffen enthalten pflanzliche Lebensmittel wie Obst, Gemüse, Vollkornprodukte, Tee und Gewürze auch chemische Verbindungen, die Phytonährstoffe. Diese sekundären Pflanzenstoffe haben antioxidative und entzündungshemmende Eigenschaften und können schädliche freie Radikale neutralisieren. Das ist auch einer der Gründe, warum es besser ist, frisches Obst und Gemüse zu essen, als bloß Ergänzungspräparate einzunehmen.

Es hat sich gezeigt, dass eine Gruppe von Phytonährstoffen, die Polyphenole, für eine deutliche Verbesserung der Knochengesundheit sorgt – und zwar nicht nur dank ihrer antioxidativen und entzündungshemmenden Aktivitäten, sondern auch, weil sie die Bildung der Osteoblasten fördern und die der Osteoklasten verringern. Jeden Tag mehrere Portionen Obst und Gemüse zu essen, erhöht erwiesenermaßen die Knochenmineraldichte und reduziert das Frakturrisiko. Zwischen Phytoöstrogenen – einem weiteren Pflanzenstoff, der u.a. in Sojaprodukten, Hülsenfrüchten und Getreide vorkommt und eine östrogenähnliche Aktivität ausübt – und einer verbesserten Knochengesundheit konnte hingegen kein Zusammenhang festgestellt werden, selbst bei einer sehr hohen Zufuhr nicht.

Probiotika und Präbiotika

Ein gesunder Darm steht in enger Beziehung zur Knochengesundheit: Nützliche Darmbakterien üben nämlich viele Funktionen aus, die Wachstum und Erhalt von Knochen fördern *(siehe auch S. 23/24)*. Nützliche Bakterien können die Aufnahme wichtiger knochenbildender Nähr- und Mineralstoffe wie Calcium verbessern; sie steuern unsere Immunreaktion, indem sie entzündungshemmende Stoffe freisetzen; sie stellen notwendige Substanzen wie Vitamin K her und beeinflussen die Aktivität von Hormonen wie Östrogen und Cortisol, die sich auf die Knochengesundheit auswirken.

Auch wenn es eine genetische Komponente bei unserer Darmflora gibt, können

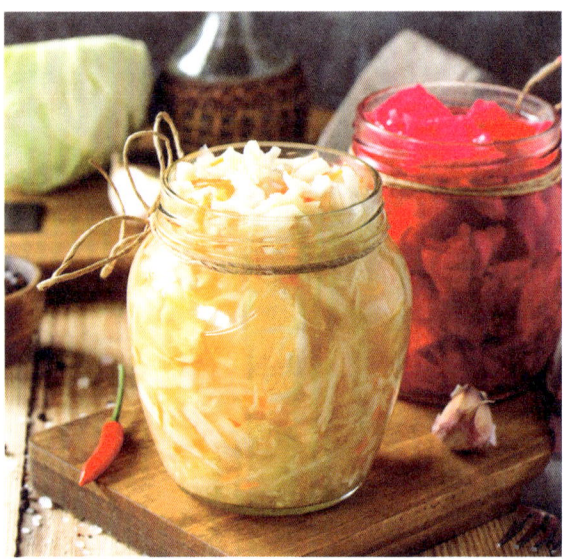

wir auf deren Gleichgewicht Einfluss nehmen, indem wir viele Lebensmittel essen, die die „guten" Bakterien stärken. Eine breite Palette an Obst, Gemüse, Vollkornprodukten, Bohnen und Hülsenfrüchten zu verzehren, ist der beste Weg, dies zu tun. Diese enthalten Präbiotika, die Wachstum und Aktivität der „guten" Bakterien anregen. Sie können Ihr Mikrobiom aber auch durch Sport, ausreichend Schlaf, Ausflüge in den Wald und auf den Bauernhof sowie Kontakt zu Tieren verbessern.

Ein anderer Weg zu einem gesunden Darm ist die Einnahme von Probiotika – lebenden Laktobazillen und Bifidobakterien, die auf natürliche Weise bei der Fermentierung entstehen und u.a. in Kefir, Joghurt, Kimchi und Sauerkraut vorkommen. Es gibt Hinweise darauf, dass eine durch Probiotika verbesserte Darmgesundheit dabei helfen kann, den mit Osteoporose verbundenen Knochenschwund zu verlangsamen.

Omega 3

Omega-3-Fettsäuren sind Fette, die vom Körper nicht selbst hergestellt werden können und daher mit der Nahrung aufgenommen werden müssen. Sie steigern offenbar unsere Calciumaufnahme, bremsen den Knochenabbau und wirken entzündungshemmend. Daher kommen sie u.a. bei Herzerkrankungen und rheumatoider Arthritis zum Einsatz, die auch Knochenschwund verursachen. Reich an Omega-3-Fettsäuren sind Fettfische wie Lachs, Makrelen und Sardinen, aber auch Nüsse und Samen, besonders Walnüsse und Leinsamen.

Sind Nahrungsergänzungsmittel hilfreich?

Im Allgemeinen ist es immer besser, die für die Knochengesundheit wichtigen Nährstoffe über die Nahrung aufzunehmen (siehe „Bedarf" unter den jeweiligen Nährstoffen), anstatt auf Ergänzungspräparate zurückzugreifen – es sei denn, Sie leiden an einer Vorerkrankung, die die Einnahme erforderlich macht. Unter bestimmten Bedingungen – z.B. wenn Sie nur wenig Sonne abbekommen – ist ein Vitamin-D-Präparat empfehlenswert *(siehe S. 62)*. Andere Mittel dürften aber nicht von großem Nutzen sein.

So enthalten Multivitaminpräparate zwar viele Mikronährstoffe, aber einige lösen Wechselwirkungen aus (Calcium kann z.B. die Magnesiumaufnahme hemmen), sodass Sie daraus womöglich keinen Nutzen für Ihre Knochen ziehen. Der Nutzen von Fischöl ist ebenfalls unklar – obwohl die enthaltenen Omega-3-Fettsäuren antientzündlich wirken, weist aktuell wenig darauf hin, dass diese Präparate die Knochengesundheit fördern.

ZUTATEN, DIE SIE MEIDEN SOLLTEN

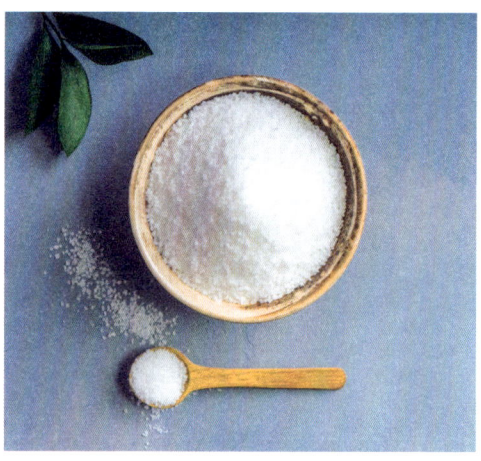

Salz

Lange glaubte man, ein hoher Salzkonsum gehe mit einem erhöhten Calciumabbau aus den Knochen einher, denn das im Urin ausgeschiedene Natrium führt Calcium mit sich. Heute weiß man, dass andere Mechanismen, wie eine gesteigerte Calciumaufnahme aus der Nahrung, die vermehrte Ausscheidung kompensieren können. Eine umfangreiche Studie bei postmenopausalen Frauen wies keinen Effekt einer salzreichen Ernährung auf das Frakturrisiko nach. Eine solche Ernährung kann jedoch z.B. hohen Blutdruck sowie ein erhöhtes Risiko von Schlaganfällen und Herzinfarkten mit sich bringen. Diese Probleme werden aber selbst mit einem höheren Frakturrisiko in Verbindung gebracht, weshalb es weiterhin eine gute Idee ist, sich an die empfohlene Menge von weniger als 6 Gramm Salz am Tag zu halten.

Zucker

Neue Erkenntnisse legen nahe, dass zu viel Zucker in mehrfacher Hinsicht schlecht für die Knochen sein kann.[7] Zucker verringert offenbar die Calcium- und Magnesiumaufnahme und entzieht den Knochen Mineralstoffe. Er kann auch die Vitamin-D-Aktivierung und die Aktivität der knochenbildenden Osteoblasten hemmen, indem er die der Osteoklasten steigert. Dies ist mit einer erhöhten Entzündungsrate und der Produktion von zusätzlichem Insulin verbunden. Die Leitlinie der WHO zum Zuckerverzehr liegt bei weniger als 5 Prozent der gesamten Kalorienaufnahme bzw. weniger als 30 Gramm pro Tag.

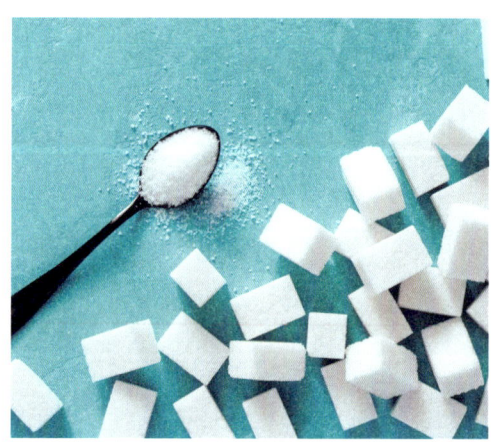

Alkohol

Alkohol steht in Wechselwirkung mit der Vitamin-D-Synthese und Prozessen im Zusammenhang mit Calcium. Dies ist ein doppelter Schlag für die Knochen, da beide Elemente für das Knochenwachstum benötigt werden *(siehe S. 25)*. Übermäßiger Alkoholkonsum kann sich auch auf den Gleichgewichtssinn auswirken, was mit einem erhöhten Sturz- und Knochenbruch-Risiko verbunden ist. Weniger als 14 Alkoholeinheiten pro Woche werden Ihre Knochengesundheit wohl nicht beeinträchtigen. Wenn Sie mehr trinken, sollten Sie Ihren Konsum aber reduzieren.

Gesättigte Fette

Einige Nahrungsfette werden benötigt, weil sie an Aufnahme oder Transport knochengesunder Vitamine (z. B. K und D) beteiligt sind. Eine zu hohe Zufuhr gesättigter Fette kann jedoch die Mineraldichte und die Knochenmasse reduzieren. Solche Fette können Entzündungen hervorrufen und die Calciumaufnahme sowie die Produktion der knochenbildenden Osteoblasten beeinträchtigen. Gesättigte Fette kommen in Kokosöl, Butter, Vollmilch, Sahne, Käse und fettem Fleisch vor. Auch Kuchen und Kekse enthalten oft einen hohen Anteil an gesättigtem Fett.

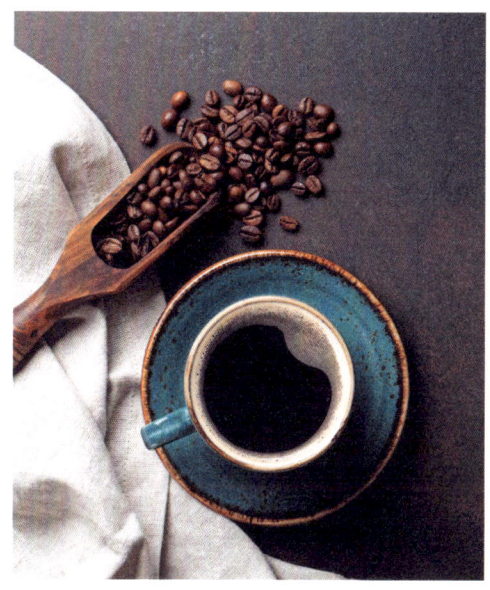

Koffein

Die Leitlinien zum Koffeinkonsum in Bezug auf die Knochengesundheit bleiben umstritten, denn Koffein kann die Calciumausscheidung im Urin verstärken. Während Tee trotz seines hohen Teeingehalts einen positiven Effekt auf Knochen hat (dank der vielen Phytonährstoffe), wurde vermutet, das Koffein im Kaffee könne bei älteren Frauen zum Verlust der Knochendichte führen. Jüngere Studien legen aber nahe, dass bis zu vier Tassen Kaffee am Tag wohl keine negativen Auswirkungen auf die Knochendichte haben.[8] Wenn Sie mehr Tassen trinken und andere Osteoporose-Risikofaktoren haben, kann es eine gute Idee sein, Ihre Calciumzufuhr zu erhöhen.

ERNÄHRUNGSWEISEN UND KNOCHENGESUNDHEIT

An Diäten, die man befolgen soll – sei es aus Gewichts-, Gesundheits- oder ethischen Gründen – herrscht kein Mangel. Ernährungsweisen aber, die ganze Lebensmittelgruppen ausschließen, können schädlich für die Knochen sein, besonders wenn sie in kritischen Zeitfenstern durchgeführt werden wie im Wachstumsalter oder in der Menopause. Im Folgenden werden einige Diät- und Ernährungsformen vorgestellt – mit Erläuterungen, wie sie sich auf die Knochengesundheit auswirken können.

Mediterrane Ernährung

Entzündungen – und die Steroide, mit denen sie behandelt werden – haben einen sehr schädlichen Effekt auf Knochen. Deshalb ist es sinnvoll, die Entzündungsreaktionen zu reduzieren. Die Mittelmeerernährung ist eine gute antientzündliche Ernährungsweise: Sie senkt das Risiko, an Krankheiten wie Typ-2-Diabetes zu erkranken, stärkt die Knochen und kann sogar vor Demenz schützen.

Indem man viel Obst und Gemüse, Nüsse und Samen, Bohnen und andere Hülsenfrüchte, Vollkorngetreide, Fisch und fettarme Milchprodukte oder Milchalternativen verzehrt, bekommt man sämtliche Vitamine, Mineralstoffe, Fette und Ballaststoffe, die man für starke Knochen braucht.

Die meisten Kohlenhydrate, die Sie zu sich nehmen, sollten aus Vollkornprodukten wie Vollkornbrot und -nudeln, Naturreis und Bulgur stammen, die reich an Ballaststoffen sind und entzündungshemmend wirken. Verzehren Sie also weniger raffinierte Kohlenhydrate wie weißen Reis, Weißbrot und Kuchen, die kaum Ballaststoffe enthalten und Blutzuckerspitzen verursachen können. Letztere führen zu Fetteinlagerung im Bauchbereich, was wiederum entzündungsfördernde Stoffe freisetzt. Das Eiweiß stammt hauptsächlich aus

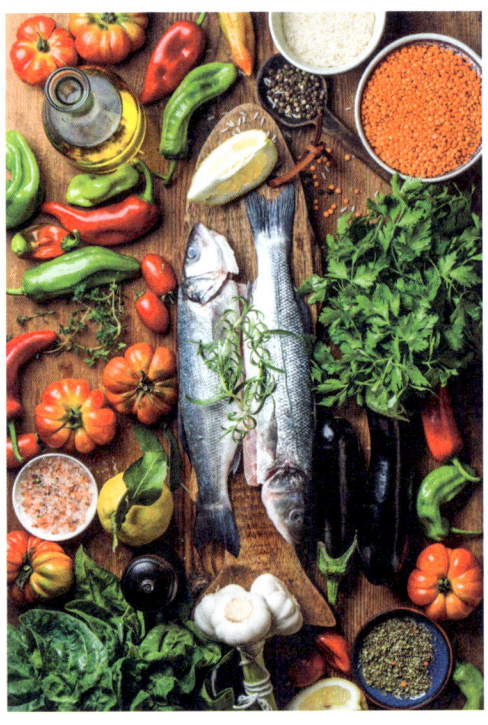

Bohnen, Hülsenfrüchten und Fisch – weniger aus Fleisch, denn Lamm und fetthaltige Schweine- und Rindfleischstücke können reich an gesättigtem Fett sein. Butter und gesättigte Fette (einschließlich Kokosöl) werden durch ungesättigte Fette wie Olivenöl ersetzt.

Vegetarische und vegane Kost

Vegetarische Ernährungsformen, die Fleisch und Fisch aus-, aber Eier und Milchprodukte einschließen, können der Mittelmeerdiät sehr ähneln – mit denselben Vorteilen für die Knochengesundheit. Trotzdem kann natürlich auch eine vegetarische Kost ungesund sein – wenn man weiterhin viele raffinierte Kohlenhydrate zu sich nimmt und nur wenige unraffinierte in Form von Gemüse.

Der Ausschluss von Milchprodukten und Eiern bei der veganen Kost bedeutet, dass Eiweiß und Calcium für die Knochen aus anderen Quellen bezogen werden müssen. Die besten sind Bohnen, Linsen, Tofu und angereicherte Produkte wie Milchalternativen. Sowohl bei der veganen als auch bei der vegetarischen Ernährung sollten reichlich Bohnen, Linsen und Vollkornprodukte zum Einsatz kommen, um genug Eisen und Zink aufzunehmen. Bei Teenagern, die oft mit vegetarischer oder veganer Kost experimentieren, ist dies besonders wichtig – denn ohne ausreichend Eiweiß, Calcium, Eisen und Zink bekommen sie nicht genügend Nährstoffe, um eine gute maximale Knochendichte zu erzielen.

Auch wenn inzwischen viele vegane Produkte erhältlich sind: Oft liefern sie nicht dieselben Nährstoffe wie die nicht vegane Version. So mag veganer „Käse" aus Kokosöl zwar eine käseähnliche Konsistenz aufweisen, doch er ist sowohl eiweiß- als auch calciumarm und damit kein echter Ersatz. Sie sollten also immer die Nährwertinformation und die Zutatenliste überprüfen.

Die Alkaline-Diät

Der Nutzen dieser Diät für die Knochengesundheit ist umstritten. Wir wissen, dass der Körper den Säuregrad im Blut kontrolliert, indem er dessen pH-Wert konstant hält. Ist das Blut zu sauer, wird Calcium in die Blutbahn abgegeben, um den pH-Wert wieder ins Gleichgewicht zu bringen *(siehe auch S. 59/60)*. Dies hat klare Auswirkungen auf die Knochengesundheit, denn Knochen fungieren als Calciumspeicher. Darüber hinaus wissen wir, dass die knochenabbauenden Osteoklasten von einem sauren Milieu aktiviert werden, während die knochenaufbauenden Osteoblasten eine basischere Umgebung bevorzugen. Die Prämisse bei der Alkaline-Diät lautet: Wenn wir weniger säurebildende Lebensmittel essen, muss unser Körper weniger arbeiten, um den pH-Wert des Blutes auf dem richtigen Level zu halten – was wiederum bedeutet, dass unsere Knochen weniger Calcium freisetzen müssen.

Die Freisetzung von Knochenmineralstoffen ist aber nicht die einzige

Methode des Körpers, Säure im Blut zu neutralisieren: Das entscheidende Organ sind hier die Nieren. Sie filtern Säure aus dem Blut, scheiden sie im Urin aus und produzieren Bicarbonat, eine basische Verbindung, die als Puffer agiert. Beim Ausatmen werden zudem Säuren in Form von Kohlenstoffdioxid aus dem Körper geschleust. Es sind also zahlreiche Systeme am Werk, die diese wichtige Aufgabe erledigen. Die Alkaline-Diät empfiehlt, Nahrungsmittel, die zu sauren Verbindungen verstoffwechselt werden, wie etwa Fleisch, Fisch, Eier, Milch- und Getreideprodukte sowie Alkohol, zu reduzieren und hauptsächlich Obst, Gemüse, Kohlenhydrate (aber kein Getreide), Fett und Bohnen zu essen. Daran ist per se nichts Ungesundes, aber der Ausschluss von Fleisch, Fisch und Milchprodukten schränkt wichtige Protein- und Calciumquellen ein, die für die Knochen benötigt werden – was speziell für ältere Menschen zum Problem werden kann.

Der Streit dreht sich vor allem darum, ob die Alkaline-Diät einen nachgewiesenen positiven Effekt auf die Knochengesundheit hat. Einige Studien legen nahe, dass dem nicht so ist. Andere Studien hingegen besagen, dass die Alkaline-Diät hilfreich bei der Osteoporose-Behandlung sein kann.

Möglicherweise sind beide Thesen richtig: Die Nierenfunktion nimmt mit dem Alter ab. Deshalb kann es sein, dass den Knochen, wenn wir älter werden, zunehmend die Aufgabe zufällt, den pH-Wert im Blut konstant zu halten. Diesen Effekt kann eine Alkaline-Diät abschwächen helfen. Dennoch ist es wahrscheinlich, dass andere Faktoren wie das Gewicht, ausreichend Eiweiß und körperliche Aktivität immer noch eine weitaus wichtigere Rolle beim Erhalt der Knochengesundheit spielen als der basische Anteil unserer Ernährung.

Die Paleo-Diät

Die Paleo-Diät basiert auf Lebensmitteln, die unsere Vorfahren in der Altsteinzeit (Paläolithikum) gegessen haben sollen. Sie geht davon aus, dass unser Körper sich seither nicht weiterentwickelt hat und mit den neuen Lebensmitteln, die durch moderne Anbaumethoden entstanden sind, nicht zurechtkommt. Deshalb sei es besser für uns, die Ernährung der Steinzeitmenschen beizubehalten. Diese Diät verzichtet sowohl auf industriell verarbeitete Lebensmittel als auch auf Lebensmittel aus der Landwirtschaft wie Getreide und Hülsenfrüchte. Auch Milchprodukte sind tabu, was Auswirkungen auf die Knochengesundheit hat.

Während es sinnvoll ist, auf industrielle Lebensmittel zu verzichten, führt der Mangel an Getreide und Kartoffeln bei dieser Diät dazu, dass sie sehr arm an Kohlenhydraten ist und der Körper so die meiste Energie aus Fett und Eiweiß gewinnen muss. Verzehrt man große Mengen rotes Fleisch, um diesen Bedarf zu decken, kann das zu einer hohen

Zufuhr gesättigter Fette führen, die Entzündungen fördern und schädlich für die Knochengesundheit sein können.

Auch sinkt die Ballaststoffzufuhr drastisch. Ballaststoffe sind aber nützlich für die Bakterien im Darm und zur Verringerung von Entzündungen, was beides Auswirkungen auf die Knochengesundheit hat *(siehe S. 23/24)*. Ferner gibt es Anhaltspunkte dafür, dass zahlreiche evolutionäre Veränderungen dazu geführt haben, dass wir Stärke heute verdauen können.

Auf Milchprodukte zu verzichten, bedeutet, sich eine Calciumquelle entgehen zu lassen. Auch der Verzicht auf industriell verarbeitete Nahrungsmittel lässt wenig Spielraum für den Verzehr angereicherter Produkte. Dosenfisch mit Gräten (z. B. Sardinen) zu essen, kann einiges dazu beitragen, den Calciumspiegel zu erhöhen – ebenso wie der Verzehr von Nüssen, Samen und dunkelgrünem Blattgemüse. Eine ausreichende Versorgung zu gewährleisten, kann aber schwer sein.

Die ketogene Diät

Diese Diät empfiehlt – ähnlich wie ihre Vorläufer, die Atkins- und die South-Beach-Diät –, die Kohlenhydratzufuhr zu reduzieren. Diese Diäten sind in der Regel zur Gewichtsabnahme gedacht, was aber negative Auswirkungen auf die Knochendichte haben kann *(siehe S. 22/23)*.

Zum Gewichtsverlust kommt es, weil die reduzierte Kohlenhydratmenge unseren Körper zwingt, Energie aus den eigenen Fettspeichern zu gewinnen.

Die ketogene Diät hat Ähnlichkeiten mit der Paleo-Diät, denn bei beiden sind Getreide, Kartoffeln und Bohnen wegen ihres hohen Kohlenhydratgehalts nur in begrenztem Maße erlaubt. Milchprodukte sind hier aber zugelassen, sodass eine ausreichende Calciumzufuhr weniger ein Thema ist. Trotzdem weist manches darauf hin, dass die Ketose (eine höhere Säurekonzentration im Blut) Knochen dazu anregen kann, basische Mineralstoffe wie Calcium freizusetzen. Dies würde sich negativ auf die Knochendichte auswirken.

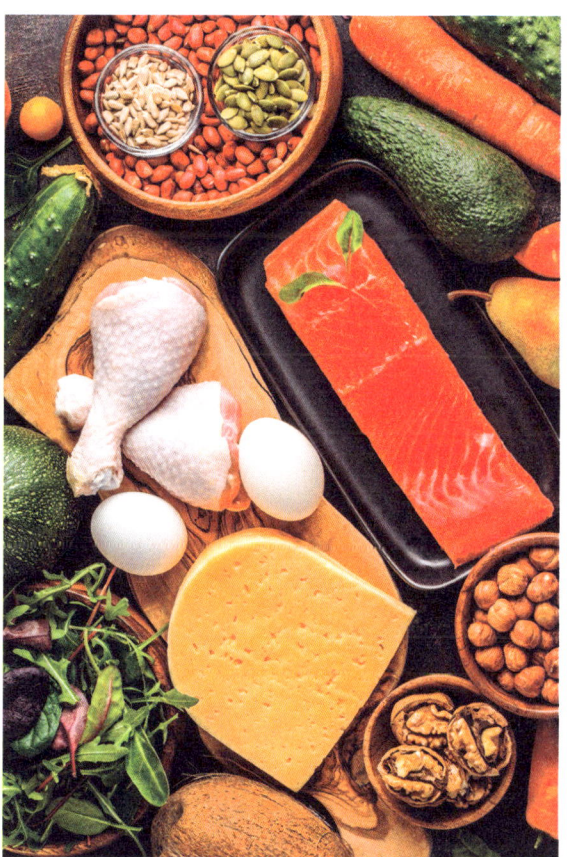

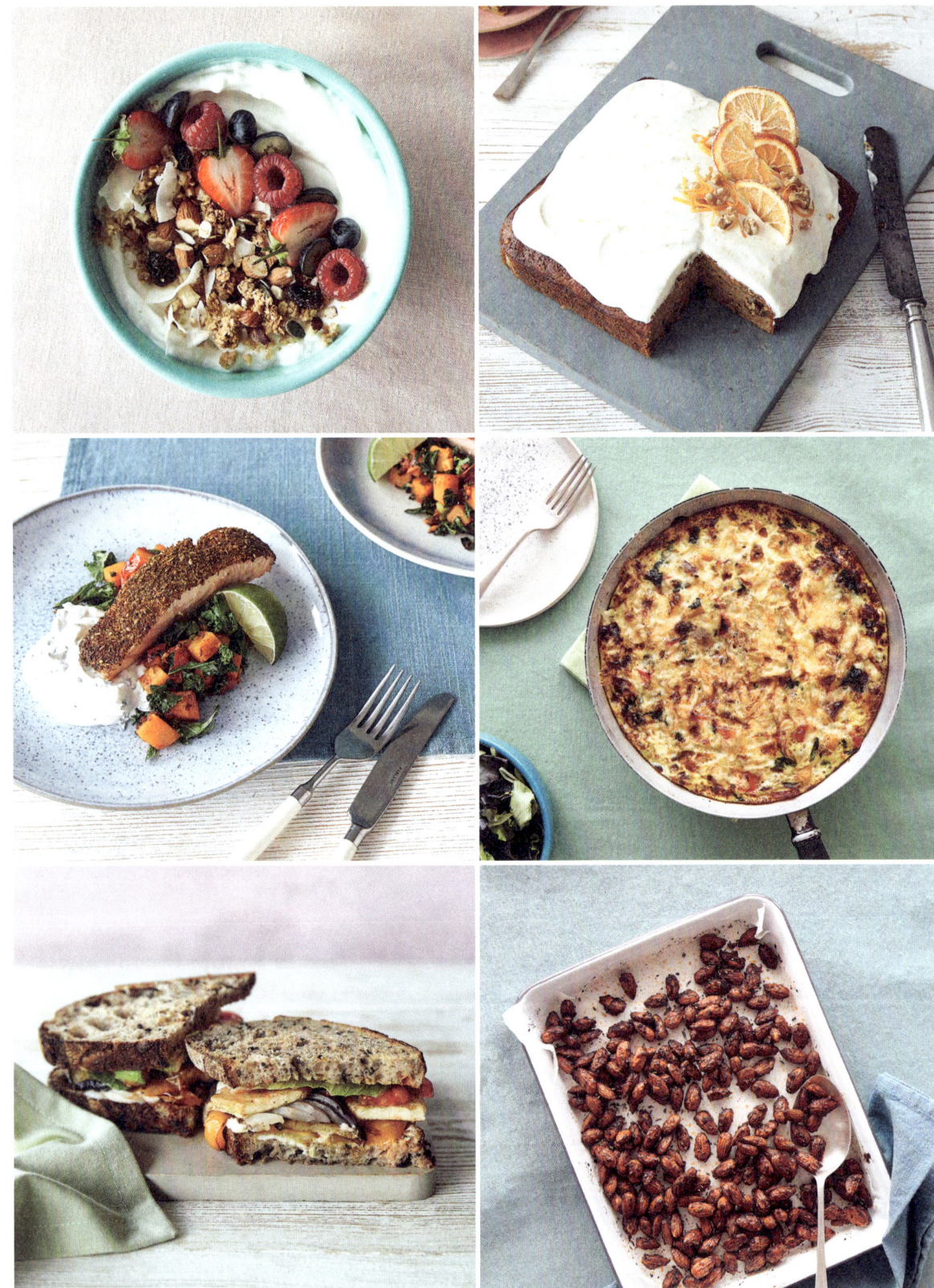

4

REZEPTE

Eine gesunde, ausgewogene Ernährung, die reich an Calcium und Vitamin D ist, hilft Ihnen dabei, Ihre Knochen zu stärken und zeitlebens stabil zu halten. Auf den folgenden Seiten finden Sie Rezepte, die alle für die Knochengesundheit wichtigen Zutaten und Nährstoffe enthalten. Dabei wird keine Mahlzeit ausgelassen: Frühstück, Mittagessen, Hauptgerichte, Süßes und Snacks – für jede Tageszeit ist etwas dabei. Unter Berücksichtigung der Tipps aus dem Ernährungskapitel finden Sie so schnell zu einem Speiseplan, der Ihre Knochen unterstützt.

POWERSTART-FRÜHSTÜCKS-SMOOTHIE

4 PORTIONEN | **ZUBEREITUNGSZEIT:** 10 Minuten

Ein erfrischender und erstaunlich sättigender Start in den Tag! Der Smoothie ist im Handumdrehen fertig und liefert Ihnen viele wertvolle Nährstoffe in einem einzigen Glas. Joghurt, Milch und Mandeln steuern Eiweiß bei. Wer mag, gibt noch 4 Esslöffel Eiweißpulver mit hinein – für den extra Eiweißkick!

2 reife Mangos
300 g Erdbeeren, geputzt
2 Bananen, geschält
125 g griechischer Joghurt (0% Fett)
4 EL Haferkleie
1 EL gemahlene Leinsamen
1 EL Chiasamen
30 g ganze Mandeln, blanchiert
1 EL flüssiger Honig oder Agavendicksaft
600 ml gekühlter, ungesüßter Soja- oder Mandeldrink oder Halbfettmilch
Eiswürfel (optional)

1 Die Mangos halbieren, schälen und entsteinen. Das Fruchtfleisch in Stücke schneiden und mit Erdbeeren, Bananen, Joghurt, Haferkleie, Lein- und Chiasamen, Mandeln, Honig oder Agavendicksaft und der Milch in einen Mixer geben. Wenn der Smoothie richtig kalt sein soll, fügen Sie noch 4 Eiswürfel hinzu.
2 Pürieren, bis alles schön glatt ist und sich gut miteinander verbunden hat. Wenn Sie die Konsistenz zu dick finden, verdünnen Sie das Ganze mit mehr Milch oder etwas Wasser.
3 Den Smoothie in vier Gläser gießen und sofort genießen.

Tipp: Sie können den Smoothie auch im Mixbehälter lassen und für 1 Stunde im Kühlschrank kalt stellen. Länger sollte er nicht darin bleiben, da die Bananen sich sonst verfärben.

Variationen:
- Variieren Sie das Obst: Probieren Sie einen grünen Smoothie mit Ananas, Kiwi und Apfel.
- Fügen Sie Grünkohl oder Spinat hinzu.
- Geschälte frische Ingwerwurzel sorgt für Schärfe, Würze und zusätzlichen Pep.

RÖSTBROT MIT SPINAT UND POCHIERTEN EIERN

4 PORTIONEN | **ZUBEREITUNGSZEIT:** 5 Minuten | **GARZEIT:** 6–8 Minuten

Eier und Brot liefern Eiweiß; der Spinat ist eine wunderbare Möglichkeit, an Ihr tägliches Eisen und Calcium zu kommen. Tomaten bringen Vitamin C mit – wie auch der Zitronensaft, der Ihrem Körper hilft, das Eisen aufzunehmen.

4 mittelgroße Bio-Eier
Olivenöl zum Einpinseln
1 Knoblauchzehe, zerdrückt
400 g Spinatblätter, geputzt und gewaschen
1 Spritzer Zitronensaft
4 Rispen Kirschtomaten
4 Scheiben Vollkorn- oder Mehrkornbrot
Balsamico zum Beträufeln
Meersalz und frisch gemahlener schwarzer Pfeffer

Tipp: Die Eier einzeln in eine Schüssel oder Tasse schlagen, bevor Sie sie in den Topf gleiten lassen – nur für den Fall, dass ein Ei beim Aufschlagen kaputtgeht. Wenn Sie noch einen Schuss Essig mit ins Kochwasser geben, wird das Eiweiß schneller gar.

Variationen:
- Den Spinat durch in Stücke gezupften Grünkohl ersetzen und die Garzeit um 2–3 Minuten verlängern.
- Mit zerstoßenen Chiliflocken bestreuen oder mit Sauce hollandaise begießen.
- Mit gegrillten Champignons servieren.

1 Wasser in einem großen Topf zum Kochen bringen, dann die Hitze reduzieren, bis es nur noch siedet. Eier aufschlagen und vorsichtig ins Wasser geben. Den Deckel auflegen und die Eier auf niedrigster Stufe 3–4 Minuten ziehen lassen, bis das Eiweiß gestockt und das Eigelb noch flüssig ist. Mit einem Schaumlöffel vorsichtig herausheben und auf Küchenpapier abtropfen lassen.

2 Inzwischen einen Topf mit Olivenöl einpinseln, darin den Knoblauch 1 Minute anbraten, ohne dass er bräunt. Den Spinat hinzufügen und zugedeckt 1–2 Minuten mitbraten, dabei den Topf schwenken, bis der Spinat zusammenfällt und sattgrün aussieht. Den Zitronensaft unterrühren, mit Salz und Pfeffer würzen.

3 Die Tomaten unter dem vorgeheizten Backofengrill oder in einer geölten Grillpfanne weich garen, bis sie leichte Grillspuren aufweisen.

4 Das Brot rösten, eine Scheibe auf jeden Teller legen. Mit dem Spinat bedecken und mit Balsamico beträufeln. Obenauf die Eier anrichten und mit den Tomaten sofort servieren.

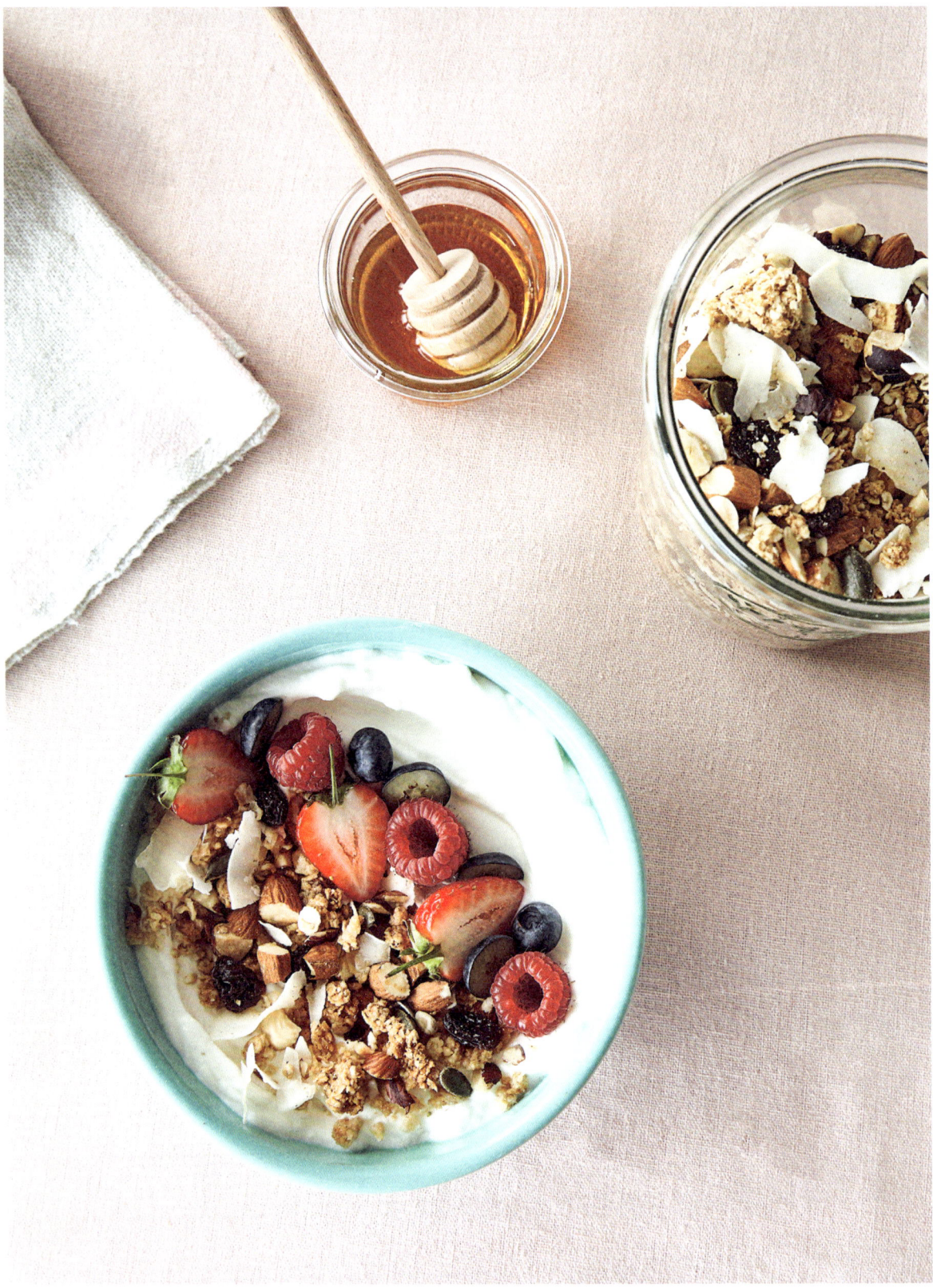

KNUSPERMÜSLI MIT SOMMERBEEREN

12 PORTIONEN | ZUBEREITUNGSZEIT: 10 Minuten | BACKZEIT: 20–25 Minuten

Dieses Knuspermüsli kann bis zu einem Monat in einem luftdichten Behälter aufbewahrt werden. Da es relativ wenig Zucker enthält und die Kohlenhydrate (Haferflocken) einen niedrigen glykämischen Index haben, versorgt es Sie langfristig mit Energie, ohne dass es zu Blutzuckerspitzen kommt.

500 g griechischer Joghurt (0% Fett)
250 g Sommerbeeren, z. B. Erdbeeren, Blaubeeren, Himbeeren

Für das Müsli:
2 EL Sonnenblumenöl
30 g Kokosöl
4 EL flüssiger Honig
einige Tropfen Vanilleextrakt
250 g Haferflocken
60 g Mandeln, grob gehackt
60 g Haselnüsse, gehackt
100 g Rosinen
30 g Kürbiskerne
30 g Sonnenblumenkerne
½ TL gemahlener Zimt
Kokosspäne (optional)

Tipp: Veganer können Ahornsirup (statt Honig) und milchfreien Joghurt nehmen.

Variationen:
- Getrocknete Kirschen, Cranberrys, Rosinen oder in Würfel geschnittene getrocknete Aprikosen hinzufügen.
- Mit pochiertem Rhabarber oder in Scheiben geschnittenen Pfirsichen oder Bananen servieren.

1 Den Backofen auf 170 °C (150 °C Umluft/Gas Stufe 3) vorheizen. Ein großes Backblech mit Backpapier auslegen.

2 Die beiden Öle und den Honig in einer Pfanne bei niedriger Temperatur erhitzen, dabei vorsichtig verrühren. Die restlichen Zutaten bis auf die Kokosspäne zugeben und rühren, bis alles gut mit dem Honig-Öl-Mix überzogen ist. Die Pfanne vom Herd nehmen.

3 Die Masse gleichmäßig auf dem Backblech verstreichen. Im vorgeheizten Ofen 20–25 Minuten backen, dabei ein- oder zweimal durchmischen, bis das Müsli goldbraun und knusprig ist. Abkühlen lassen, mit Kokosspänen bestreuen, falls verwendet, und in einem luftdichten Behälter aufbewahren.

4 Joghurt und Beeren auf vier Schälchen verteilen. 2–3 Esslöffel Müsli darüberstreuen, nach Belieben mit Honig beträufeln und sofort servieren.

WÜRZIGER VEGGIE-BRUNCH AUS DER PFANNE

4 PORTIONEN | **ZUBEREITUNGSZEIT:** 15 Minuten | **GARZEIT:** 20–25 Minuten

Dieses einfache Frühstück – komplett aus einer Pfanne – eignet sich auch gut als Abendessen. Sie können auch Gemüse- oder Käsereste hinzufügen, die Sie noch in Ihrem Kühlschrank finden. Das Gericht vereint alle essenziellen Nährstoffe, die Sie für eine gute Knochengesundheit brauchen.

2 EL Olivenöl
1 rote Zwiebel, fein gehackt
2 Knoblauchzehen, zerdrückt
1 frische rote Chili, fein gehackt (optional)
250 g Champignons, in Scheiben geschnitten
250 g Halloumi-Käse, in Würfel geschnitten
250 g Kirschtomaten, halbiert
450 g Babyspinatblätter
4 mittelgroße Bio-Eier
200 g griechischer Joghurt
1 TL Zatar
Meersalz und frisch gemahlener schwarzer Pfeffer
geröstetes Pita- oder Fladenbrot zum Servieren

Tipp: Veganer können den Halloumi durch Tofu ersetzen und milchfreien Joghurt nehmen.

Variationen:
- Mit Paprikapulver bestreuen oder mit Chilisauce (z.B. Sriracha) beträufeln.
- Frisch gehackte Petersilie, Dill oder Koriander hinzufügen.
- Das fertige Gericht statt mit Halloumi mit geriebenem Käse bestreuen. Kurz unter den vorgeheizten Backofengrill schieben.

1 Das Olivenöl in einer großen Pfanne auf mittlerer Stufe erhitzen. Darin Zwiebel, Knoblauch und Chili (falls verwendet) unter Rühren 6–8 Minuten weich dünsten. Die Champignons hinzufügen und 3–4 Minuten mitbraten, bis sie weich und goldbraun sind.

2 Die Halloumi-Würfel zugeben, unter Rühren und Wenden 3–4 Minuten goldbraun-knusprig braten.

3 Tomaten und Spinat untermischen und weitere 2–3 Minuten garen, bis der Spinat zusammenfällt und die Tomaten weich sind. Nach Geschmack salzen und pfeffern.

4 Vier Mulden in die Gemüsemischung drücken, in jede Mulde ein Ei aufschlagen. Die Temperatur auf niedrigste Stufe stellen, dann den Deckel auflegen und das Ganze etwa 5 Minuten köcheln lassen, bis das Eiweiß gestockt und das Eigelb noch flüssig ist.

5 Einige Kleckse Joghurt zwischen die Eier setzen und mit Zatar bestreuen. Sofort servieren, das Pita- oder Fladenbrot dazu reichen.

PIKANTE BOHNEN-BURRITOS

4 PORTIONEN | ZUBEREITUNGSZEIT: 10 Minuten | GARZEIT: 8 Minuten

Diese köstlichen Burritos lassen sich beliebig abwandeln: Von Avocadoscheiben über gekochte Gemüsereste bis zu gegrilltem Hähnchen und Tofu ist alles denkbar. Bohnen, Käse und Tortillas liefern nicht nur Proteine, sondern auch knochenfreundliche Vitamine und Mineralstoffe.

Olivenöl zum Einpinseln
1 Bund Frühlingszwiebeln, gehackt
1 rote Chili, fein gehackt
1 Dose (400 g) Refried Beans (in der Tex-Mex-Abteilung des Supermarktes)
1 Handvoll frischer Koriander, gehackt
4 große Vollkorn-Tortillas
1 große Handvoll Salat, z. B. Romana- oder Eisbergsalat, in Stücke gezupft
4 gehäufte EL scharfe Tomaten-Salsa
100 g Cheddar, grob gerieben
Meersalz und frisch gemahlener schwarzer Pfeffer
griechischer Joghurt oder Sauerrahm zum Servieren

Tipp: Die Bohnenmasse sollte nicht zu dick sein, da sie auf die Tortillas gestrichen wird. Bei Bedarf noch etwas Wasser hinzufügen.

Variationen:
- Die Bohnenmasse kann auch als Füllung für warme Pita-Taschen oder Ofenkartoffeln verwendet werden.
- Wer keine Refried Beans bekommt, verwendet stattdessen Kidneybohnen oder schwarze Bohnen aus der Dose, die nach dem Abtropfen grob zerdrückt werden.

1 Eine beschichtete Pfanne mit etwas Öl einpinseln und auf niedriger bis mittlerer Stufe erhitzen. Darin die Frühlingszwiebeln und die Chilistückchen unter gelegentlichem Rühren etwa 3 Minuten weich dünsten. Bohnenmus und 2–3 Esslöffel kaltes Wasser untermischen. 5 Minuten sanft erhitzen, dann den Koriander zugeben und nach Geschmack würzen.

2 Unterdessen die Tortillas im Backofen aufwärmen oder in einer leicht geölten Grillpfanne bei niedriger Temperatur aufbacken.

3 Die Bohnenmusmasse auf den warmen Tortillas verteilen, obenauf Salat, Tomaten-Salsa und Cheddar anrichten.

4 Die Tortillas aufrollen oder die seitlichen Ränder über die Füllung schlagen und dann aufrollen. Mit dem griechischen Joghurt oder dem Sauerrahm sofort servieren.

WRAPS MIT RÜHREI, RÄUCHERLACHS UND GUACAMOLE

4 PORTIONEN | **ZUBEREITUNGSZEIT:** 15 Minuten | **GARZEIT:** 4–6 Minuten

Dieses simple Wochenend-Brunchgericht liefert Eiweiß, die Vitamine D und K, essenzielle Mineralstoffe und Omega-3-Fettsäuren, die den Gelenken und dem Herzen guttun. Die Guacamole verleiht den Wraps einen würzigen Kick.

8 mittelgroße Bio-Eier
60 ml Milch
2 TL Butter
150 g Räucherlachs, klein geschnitten
1 kleines Bund Schnittlauch, gehackt
4 Vollkorn- oder Mehrkorn-Wraps
Meersalz und frisch gemahlener schwarzer Pfeffer
griechischer Joghurt und Chilisauce zum Servieren (optional)

Für die Guacamole:
½ rote Zwiebel, fein gewürfelt
1 frische grüne Chili, fein gewürfelt
1 Knoblauchzehe, zerdrückt
½ TL grobes Meersalz
2 reife Avocados, geschält und entsteint
Saft von 1 Limette
1 kleines Bund frischer Koriander, gehackt
frisch gemahlener schwarzer Pfeffer

Tipp: Wenn Sie keine Wraps im Haus haben, servieren Sie die Rühreier auf Toast, mit der Guacamole als Beilage.

Variation:
- Wer mag, fügt noch klein geschnittene Tomaten und Champignons hinzu.

1 Für die Guacamole Zwiebel, Chili, Knoblauch und Salz im Mörser zerstoßen. Das Avocadofruchtfleisch grob mit der Gabel zerdrücken. Limettensaft, Koriander und die Zwiebelmasse untermengen. Mit Pfeffer abschmecken.

2 Eier und Milch verquirlen. Mit etwas Salz und Pfeffer würzen.

3 Einen beschichteten Topf auf niedriger Stufe erhitzen. Die Butter zerlassen und die Eiermasse hineingießen. 2–3 Minuten vorsichtig mit einem Kochlöffel rühren, dann Räucherlachs und Schnittlauch unterheben. 1–2 Minuten weiterrühren, bis die Eier gestockt sind. Den Topf vom Herd nehmen.

4 Unterdessen die Wraps im Backofen, in der Mikrowelle oder einer Grillpfanne aufbacken. Das Rührei darüber verteilen und je einen Löffel Guacamole hinzufügen. Die Ränder über der Füllung einklappen oder die Wraps aufrollen und sofort genießen – mit Joghurt und Chilisauce, falls verwendet.

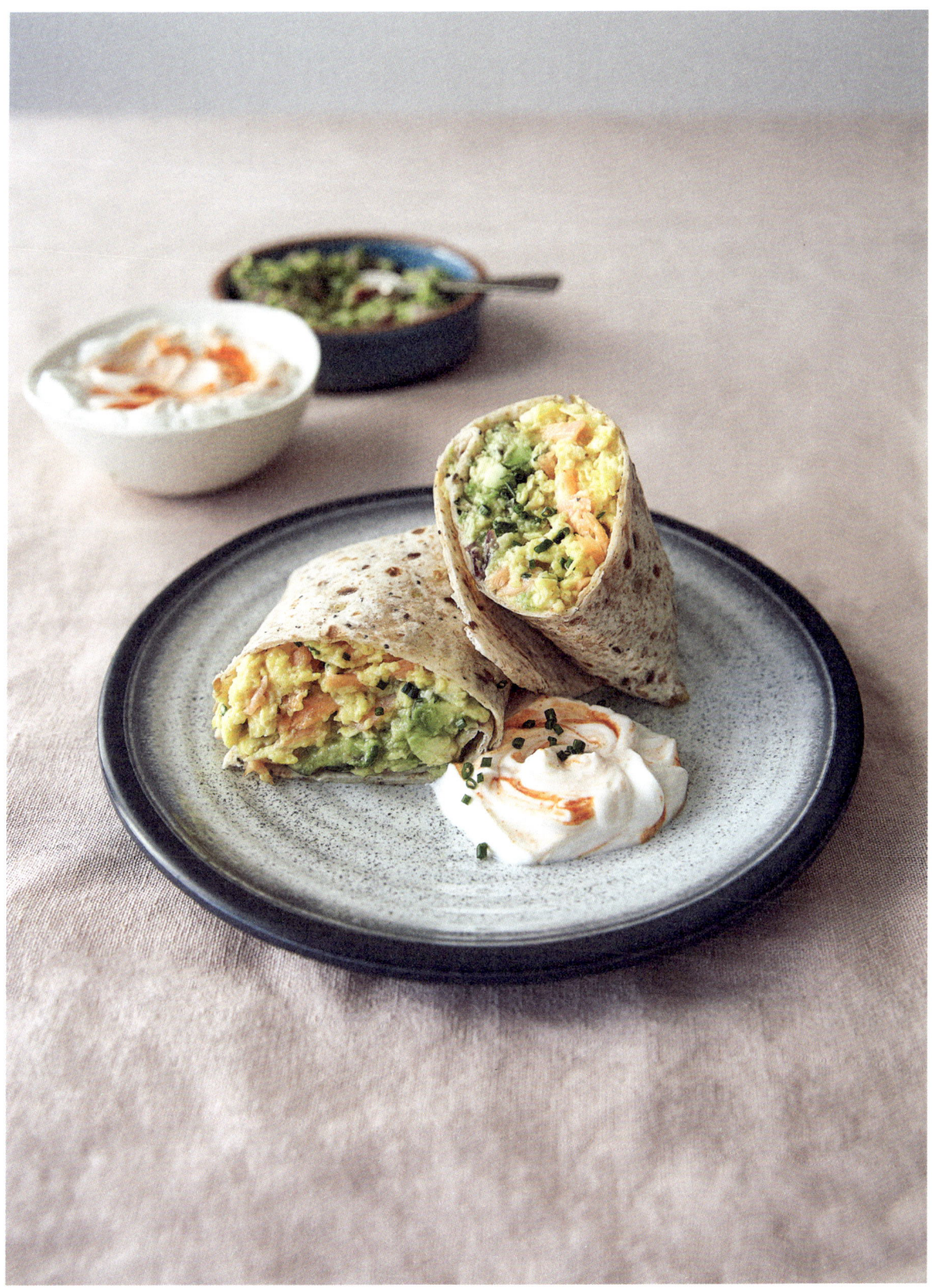

WÜRZIGE KÜRBIS-BOHNEN-SUPPE

4 PORTIONEN | **ZUBEREITUNGSZEIT:** 20 Minuten | **GARZEIT:** 40–45 Minuten

Kürbis ist eine tolle Quelle für Ballaststoffe und Vitamin A, B, C und E; Limabohnen sind reich an pflanzlichen Proteinen, Magnesium, Calcium, Eisen, Kupfer und Zink – wichtig für die Knochenheilung und -regeneration.

- 2 EL Kokosöl
- 1 Zwiebel, gehackt
- 900 g Kürbis (z. B. Butternusskürbis), geschält, entkernt, in Würfel geschnitten
- 2 große Möhren, klein geschnitten
- 1 Stück Ingwer (2,5 cm), geschält und gehackt
- 1 TL gemahlener Kreuzkümmel
- 1 TL gemahlene Kurkuma
- 2 TL Koriandersamen, geröstet und zerstoßen
- 1 l heiße Gemüsebrühe
- 1 Dose Limabohnen (400 g), abgespült und abgetropft
- Salz und frisch gemahlener schwarzer Pfeffer

Für das würzige Topping:
- 2 EL Sonnenblumenöl
- 1 kleine rote Zwiebel, in dünne Scheiben geschnitten
- 2 Knoblauchzehen, in dünne Scheiben geschnitten
- 1 rote Chili, entkernt und gehackt
- 1 TL gelbe Senfsamen
- 1 TL Kreuzkümmelsamen

Variationen:
- Das Kürbisfleisch kann durch Süßkartoffeln ersetzt werden.
- Pro Schälchen einen Löffel griechischen Joghurt unterrühren.

1 Das Kokosöl in einem großen Topf erhitzen, darin die Zwiebel auf niedriger Stufe 6–8 Minuten weich dünsten, aber nicht bräunen. Kürbis und Möhre zugeben. 4–5 Minuten sanft rundum goldbraun anbraten. Ingwer, Gewürze und Samen unterrühren, 1 Minute weiterbraten.

2 Die Brühe zugießen, zum Kochen bringen. Die Temperatur reduzieren, den Deckel auflegen und 20 Minuten leicht köcheln lassen, bis das Gemüse weich ist. Die Bohnen zugeben und gut durchwärmen.

3 Unterdessen für das Topping die Zwiebel im Öl auf mittlerer Stufe 6–8 Minuten weich, knusprig und goldbraun braten. Die Temperatur erhöhen, Knoblauch, Chili und Samen 1 Minute mitbraten, bis die Senfsamen hüpfen. Vom Herd nehmen.

4 Die Suppe mit dem Mixer oder in der Küchenmaschine glatt pürieren. Nach Geschmack würzen und vorsichtig aufwärmen.

5 Die heiße Suppe in Schälchen geben und mit dem Topping bestreuen. Sofort servieren.

HAUSGEMACHTE BAKED BEANS AUF TOAST

4 PORTIONEN | **ZUBEREITUNGSZEIT:** 5 Minuten | **GARZEIT:** 10–15 Minuten

Ein englischer Klassiker – leckerer und gesünder als die Variante aus der Dose. Bohnen sind eine gute Quelle für pflanzliche Proteine und Ballaststoffe sowie die knochenbildenden Nährstoffe Calcium, Eisen und Kalium.

2 EL Olivenöl
1 Zwiebel, fein gehackt
2 Knoblauchzehen, zerdrückt (optional)
400 g Kirsch- oder kleine Eiertomaten, in Würfel geschnitten
1 EL Tomatenmark
1 TL Zucker
1 Dose Limabohnen (400 g), abgespült und abgetropft
einige Tropfen Balsamico
4 Scheiben Vollkorn- oder Mehrkornbrot
Salz und frisch gemahlener schwarzer Pfeffer
gehackte frische Petersilien- oder Basilikumblätter zum Servieren

1 Das Öl in einem Topf auf niedriger bis mittlerer Stufe erhitzen. Zwiebel und Knoblauch, falls verwendet, hinzufügen und unter gelegentlichem Rühren 6–8 Minuten anbraten, bis sie weich, aber noch nicht gebräunt sind.

2 Die Tomaten 3–4 Minuten mitgaren. Tomatenmark, Zucker und Bohnen untermischen und gut durchwärmen. Balsamico zugeben und nach Geschmack würzen.

3 Das Brot leicht rösten und auf vier Teller verteilen. Obenauf die Bohnen anrichten, mit den gehackten Kräutern bestreuen und servieren.

Tipp: Keine Sorge, falls Sie keine frischen Tomaten zur Hand haben – verwenden Sie einfach 400 Gramm stückige Tomaten aus der Dose.

Variationen:
- Probieren Sie das Rezept mit Kichererbsen, Cannellini- oder Kidneybohnen aus.
- Peppen Sie das Ganze mit einer fein gewürfelten Chili oder zerstoßenen Chiliflocken auf.

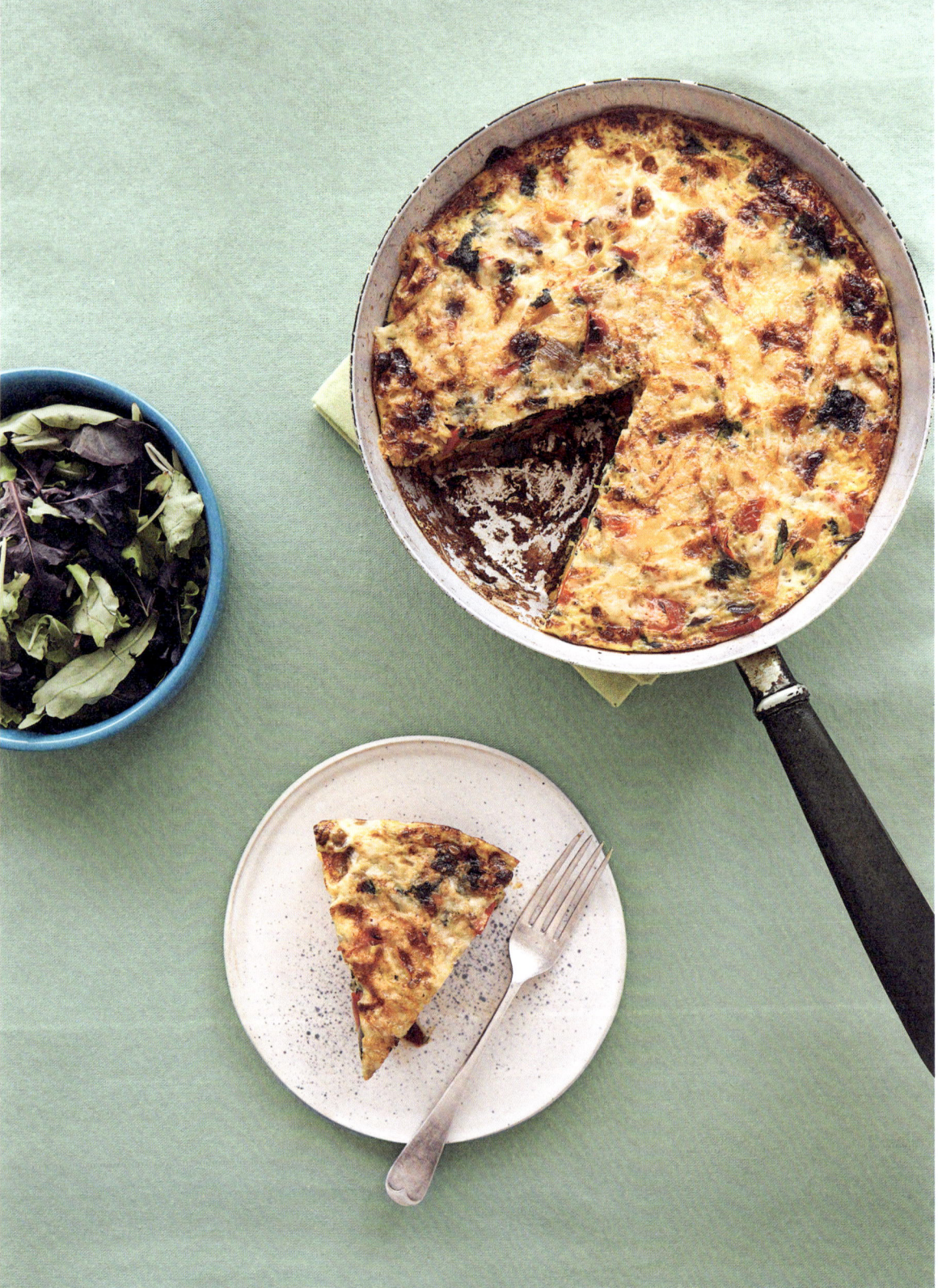

KÜRBIS-SPINAT-TORTILLA

4 PORTIONEN | ZUBEREITUNGSZEIT: 15 Minuten | GARZEIT: 25–30 Minuten

Eine Tortilla nach spanischer Art: ein dickes, cremiges Omelett, das mit leckerem Gemüse gefüllt ist und in der Regel lauwarm gegessen wird. Eier sind eine gute Möglichkeit, Vitamin D und Eiweiß zu sich zu nehmen.

- 500 g Butternusskürbis, geschält und in Würfel geschnitten
- 3 EL Olivenöl
- 1 große rote Zwiebel, gehackt
- 2 rote Paprikaschoten, entkernt und in Stücke geschnitten
- 2 Knoblauchzehen, zerdrückt
- 1 rote Chili, fein gehackt (optional)
- 225 g Spinat, gewaschen und in Stücke gezupft
- 6 mittelgroße Bio-Eier
- 60 ml Milch
- 30 g geriebener Käse, z. B. Cheddar oder Parmesan
- Salz und frisch gemahlener schwarzer Pfeffer

Tipp: Damit keine Flüssigkeit an die Eiermasse kommt, die Kürbiswürfel unbedingt gut abtropfen lassen, bevor Sie sie in die Pfanne geben.

Variationen:
- Statt Butternusskürbis können Sie auch eine andere Kürbissorte oder Süßkartoffeln verwenden.
- Wer mag, kann den Spinat durch gekochten Grün- oder Frühkohl ersetzen.

1 Den Kürbis in kochendem Wasser etwa 5 Minuten garen, bis er eben weich ist, aber noch seine Form behält. Gut abtropfen lassen.

2 Das Öl in einer großen beschichteten Pfanne auf niedriger bis mittlerer Stufe erhitzen, darin Zwiebel, Paprika und Knoblauch unter Rühren 6–8 Minuten weich dünsten. Chili (falls verwendet), Kürbis und Spinat zugeben und unter Rühren 3–4 Minuten mitgaren, bis der Spinat zusammenfällt.

3 Eier und Milch in einer Schüssel verquirlen, mit Salz und Pfeffer würzen. In die Pfanne gießen, auf niedriger Stufe etwa 5 Minuten sanft köcheln lassen, bis die Tortilla in der Mitte gerade gestockt und an der Unterseite goldbraun ist.

4 Mit dem Käse bestreuen und die Pfanne für etwa 5 Minuten unter den vorgeheizten Backofengrill schieben, bis die Tortilla oben leicht gebräunt ist.

5 Die fertige Tortilla auf ein Holzbrett geben und etwas abkühlen lassen. In Stücke schneiden und mit einem knackigen Salat servieren.

GRIECHISCHER CHORTA-SALAT AUS SPINAT

4 PORTIONEN | ZUBEREITUNGSZEIT: 20 Minuten | GARZEIT: 10 Minuten

In Griechenland gibt es kein festes Rezept für Chorta (gekochtes Wildgemüse). Man nimmt einfach die Blätter der Pflanzen und Kräuter, die gerade Saison haben (Spinat, Brennnesseln, Löwenzahn etc.), und isst sie warm oder kalt mit fruchtigem Olivenöl und Zitrone. Enthält viel Eisen und Vitamin K.

250 g Kirschtomaten oder kleine Eiertomaten, halbiert
natives Olivenöl extra zum Beträufeln
175 g Feta, zerkrümelt
1 Handvoll Dill, gehackt
zerstoßene Chiliflocken zum Bestreuen

Für die Filo-Dreiecke:
3 Blätter Filo-Teig (am besten eckig, in türkischen Läden erhältlich)
45 g Butter, zerlassen
2 EL Sesamsamen

Für die Spinat-Chorta:
1 kg Spinat, gewaschen und geputzt
2–3 EL Olivenöl
Saft von 1 Zitrone
Salz und Pfeffer

Variationen:
- Verwenden Sie eine Mischung aus Spinat und anderem grünen Blattgemüse.
- Anstelle des Fetas können Sie auch gebratenen oder gegrillten Halloumi nehmen.
- Mit gerösteten Pita- oder Fladenbroten servieren.

1 Den Backofen auf 200 °C (180 °C Umluft/Gas Stufe 6) vorheizen. Ein Backblech mit Backpapier auslegen.

2 Für die Filo-Dreiecke ein Blatt Filo-Teig auf der sauberen Arbeitsfläche ausbreiten und beidseitig mit zerlassener Butter bestreichen. Ein Blatt drauflegen, mit Butter bestreichen, dann noch ein Blatt, die restliche Butter darauf streichen. In Quadrate schneiden, dann so halbieren, dass Dreiecke entstehen.

3 Mit Sesam bestreuen, auf dem Backblech verteilen. 8–10 Minuten knusprig goldbraun backen. Abkühlen lassen.

4 Unterdessen für die Chorta den Spinat 2–3 Minuten dämpfen, bis er zusammenfällt. Gut abtropfen lassen, das Wasser ausdrücken. In einer Schüssel mit Olivenöl und Zitronensaft mischen. Salzen, pfeffern, abkühlen lassen.

5 Die Chorta auf vier Teller verteilen. Die Tomaten obenauf geben, mit Olivenöl beträufeln. Feta, Dill und Chiliflocken darüberstreuen, mit den Filo-Dreiecken servieren.

WRAPS À LA NIÇOISE

4 PORTIONEN | **ZUBEREITUNGSZEIT:** 15 Minuten | **GARZEIT:** 8 Minuten

Diese köstliche leichte Mahlzeit steckt voller Proteine – Eier, Thunfisch und Wraps sind alle gute Eiweißquellen und liefern auch noch andere knochenfreundliche Nährstoffe. Wer mag, kann das Ganze auch einfach als Salat servieren, mit knusprigem Brot oder gekochten Frühkartoffeln als Beilage.

150 g feine grüne Bohnen, geputzt
4 mittelgroße Bio-Eier
2 Dosen Thunfisch in Quellwasser (à 140 g), abgetropft
4 EL fettarme Mayonnaise
4 Frühlingszwiebeln, gehackt
4 Vollkorn- oder Mehrkorn-Wraps
85 g gemischte Salatblätter
4 reife Tomaten, geviertelt oder in Scheiben geschnitten
30 g schwarze Oliven, entsteint
frisch gemahlener schwarzer Pfeffer

Tipp: Der Wrap lässt sich auch prima als Lunchpaket mit zur Arbeit nehmen. Einfach am Vorabend zubereiten, in Frischhaltefolie wickeln und über Nacht in den Kühlschrank legen.

Variationen:
- Sie können die Salatblätter durch Babyspinat oder Rucola ersetzen.
- Verleihen Sie der Thunfischmayonnaise mehr Würze, indem Sie klein gehackte Kapern oder Sardellen untermischen.
- Servieren Sie den Salat Niçoise in Pita-Taschen oder auf Toast.

1 Die grünen Bohnen in einem Topf mit kochendem Wasser etwa 4 Minuten garen, bis sie gerade weich, aber noch bissfest sind. Abgießen und unter fließendem kaltem Wasser abspülen, dann mit Küchenpapier trocken tupfen.

2 Unterdessen die Eier kochen (8 Minuten). Mit einem Schaumlöffel aus dem Topf heben und in eine Schüssel mit kaltem Wasser geben. Pellen, sobald sie abgekühlt sind, in Viertel oder Scheiben schneiden.

3 Den Thunfisch leicht mit der Gabel zerdrücken und mit der Mayonnaise und den Frühlingszwiebeln vermischen. Mit Pfeffer würzen.

4 Die Wraps auf einer sauberen Arbeitsfläche ausbreiten, Salatblätter, Tomaten und Oliven darauf verteilen. Bohnen, Eier und Thunfischmayonnaise hinzufügen und die Wraps über der Füllung einklappen oder einrollen. Sofort genießen oder bis zur Verwendung in Frischhaltefolie gewickelt im Kühlschrank aufbewahren.

LUNCHBOX-SALAT MIT BRATHÄHNCHEN UND REIS

4 PORTIONEN | **ZUBEREITUNG:** 15 Minuten | **GARZEIT:** 15–20 Minuten | **RUHEZEIT:** 10 Minuten

Eignet sich gut zur Resteverwertung – gegartes Fleisch aller Art passt gut, wie auch gekochte oder Dosen-Bohnen. Portionsweise in verschlossenen Behältern aufbewahren und zum Lunch oder Picknick mitnehmen.

300 g Naturreis (Trockengewicht)
3 gekochte Rote Bete, in Stücke geschnitten
2 Orangen, geschält, in Spalten geschnitten
250 g kaltes gebratenes Hühnerfleisch, in Stücke oder Streifen geschnitten
1 große Handvoll Babyspinatblätter
1 Bund frische Minze oder Koriander, gehackt
100 g Feta, zerkrümelt
60 g Walnüsse, grob gehackt
Granatapfelsirup zum Beträufeln (optional)

Für das Dressing:
3 EL Olivenöl
1 EL Nam Pla (thailändische Fischsauce)
Saft von 1 Limette oder kleinen Zitrone
1 rote Chili, fein gehackt

Tipp: Hier passt auch jedes andere Getreide, z. B. Quinoa, Couscous und Bulgur. Jeweils nach Packungsanleitung garen.

Variationen:
- Anstelle des Fetas Ziegen- oder Blauschimmelkäse verwenden.
- Nehmen Sie die Früchte, Nüsse oder Kräuter, die Sie gerade zur Hand haben. Granatapfelkerne auf dem Salat sehen hübsch aus und verleihen ihm eine knackige Note.

1 Den Reis nach Packungsanleitung garen. Vom Herd nehmen und 10 Minuten zugedeckt ruhen lassen, dann mit einer Gabel auflockern. Zum Abkühlen beiseitestellen.

2 In der Zwischenzeit das Dressing zubereiten: Dazu alle Zutaten miteinander verrühren.

3 Den Reis in eine große Schüssel umfüllen und Rote Bete, Orangenspalten und Hähnchenstücke mit der Gabel unterheben. Spinat und gehackte Kräuter dazugeben und im Dressing schwenken.

4 Auf vier flache Schälchen verteilen, mit dem Feta und den Walnüssen bestreuen. Zum Schluss den Granatapfelsirup, falls verwendet, darüber träufeln.

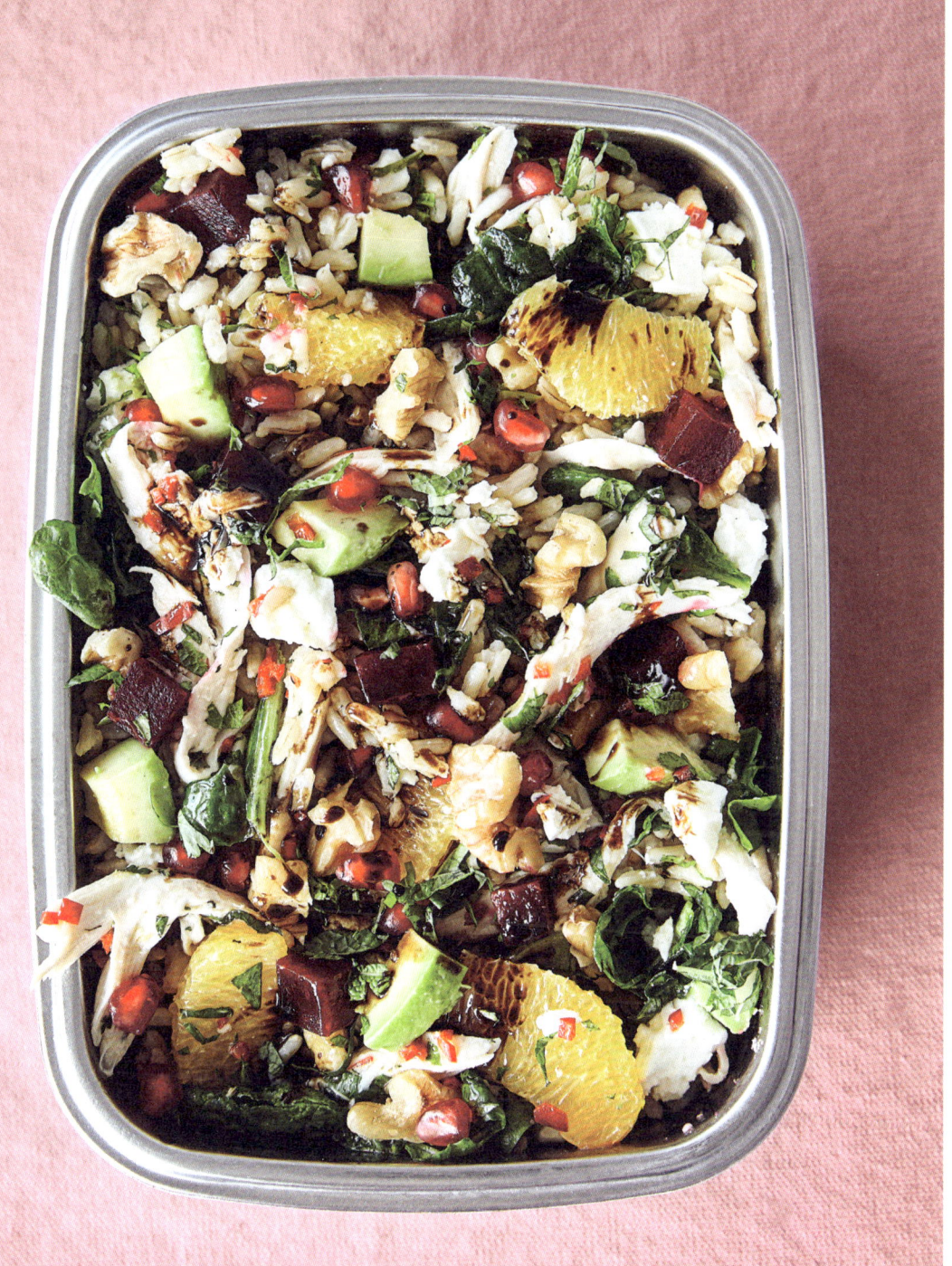

WARMER LINSENSALAT MIT PESTO

4 PORTIONEN | **ZUBEREITUNGSZEIT:** 15 Minuten | **GARZEIT:** 30 Minuten

Ein Linsensalat ist eine gute Option, damit Sie Ihr tägliches Eiweiß und Ihre fünf Portionen Gemüse bekommen. Verwenden Sie Puy-Linsen oder grüne Linsen, nicht die kleinen roten, denn die werden beim Kochen leicht breiig.

- 225 g Puy-Linsen oder grüne Linsen (Trockengewicht)
- 1 Gemüsebrühwürfel
- 3 EL Olivenöl
- 1 große rote Zwiebel, klein gehackt
- 2 große Möhren, klein geschnitten
- 3 Selleriestangen, klein geschnitten
- 3 Knoblauchzehen, zerdrückt
- 300 g Kirschtomaten oder kleine Eiertomaten, halbiert
- Saft von 1 Zitrone
- 1 Handvoll frische glatte Petersilie, gehackt
- 2-3 EL Balsamico
- 175 g feine grüne Bohnen, geputzt und halbiert
- 140 g Mozzarella, in Scheiben geschnitten
- 2 EL frisches grünes Pesto
- Meersalz und frisch gemahlener schwarzer Pfeffer

Tipp: Diesen Salat serviert man am besten zimmerwarm, nicht gekühlt.

Variationen:
- Den Mozzarella durch Ziegenkäse oder gegrillten Halloumi ersetzen.
- Chilisauce, Balsamico-Glace (einreduzierter Balsamicoessig) oder Harissa darüberträufeln.

1 Die Linsen in einem Topf mit kaltem Wasser bedecken. Brühe dazugeben und zum Kochen bringen. Auf niedriger Stufe 20 Minuten sanft köcheln lassen, bis die Linsen gerade weich, aber noch bissfest sind. Gut abtropfen lassen, dabei die Brühe auffangen.

2 Inzwischen das Öl in einer großen Pfanne auf mittlerer Stufe erhitzen. Darin Zwiebel, Möhre, Sellerie und Knoblauch unter Rühren 8–10 Minuten weich dünsten. Die Tomaten und die gekochten Linsen hinzufügen und unter Rühren 5 Minuten mitbraten. Wenn die Linsen kleben oder zu trocken sind, etwas von der aufgefangenen Brühe dazugeben. Zitronensaft, Petersilie und Balsamico untermischen. Abschmecken und vom Herd nehmen.

3 Die Bohnen in kochendem Wasser 3–4 Minuten garen, bis sie gerade weich sind. Abgießen, unter fließend kaltem Wasser abschrecken. Mit Küchenpapier trocken tupfen.

4 Den Linsensalat mit Bohnen und Mozzarella garnieren und mit Pesto beträufelt servieren.

SÜSSKARTOFFEL-FISCH-BRATLINGE

4 PORTIONEN | **ZUBEREITUNG:** 15 Minuten | **KÜHLEN:** 30 Minuten | **GARZEIT:** 40–50 Minuten

Süßkartoffeln sind ein wahres Nährstoffpaket: Sie liefern Eiweiß, Kohlenhydrate, Vitamin B, C und E sowie Eisen, Zink, Kalium, Magnesium, Kupfer und Phosphor. Der Lachs steuert Eiweiß, Calcium, Vitamin D und Zink bei.

800 g Süßkartoffeln, abgeschrubbt
3 EL Oliven- oder Sonnenblumenöl plus Öl zum Braten
3 große Lauchstangen, gewaschen, geputzt und in dünne Scheiben geschnitten
2 Dosen Lachs in Quellwasser (à 140 g), abgetropft und in grobe Stücke gezupft
1 Handvoll frischer Koriander, fein gehackt
abgeriebene Schale und Saft von 1 Limette
2 gehäufte EL Mehl plus Mehl zum Bestäuben
Salz und frisch gemahlener schwarzer Pfeffer
süße Chilisauce zum Beträufeln
knackiger grüner Salat zum Servieren

Tipp: Sie können die Fisch-Bratlinge im Voraus zubereiten und bis zu 3 Monate im Tiefkühler aufbewahren, bevor Sie sie auftauen oder gefroren weiterverarbeiten.

Variationen:
- Wer mag, kann auch in Stücke gezupften gekochten Lachs oder Räucherlachsstückchen verwenden.
- Nehmen Sie andere Kräuter, z. B. Petersilie, Dill oder Schnittlauch.
- Ersetzen Sie den Limettensaft durch Teriyaki-Sauce oder milde Sojasauce.

1. Den Backofen auf 200 °C (180 °C Umluft/Gas Stufe 6) vorheizen.
2. Die Süßkartoffeln mit einer Gabel einstechen. Auf einem Backblech verteilen, 30–40 Minuten im Ofen backen, bis sie weich sind. Aus dem Ofen nehmen und abkühlen lassen.
3. Unterdessen das Öl in einer Pfanne auf niedriger Stufe erhitzen, darin die Lauchscheiben unter Rühren 6–8 Minuten weich dünsten.
4. Die etwas abgekühlten Süßkartoffeln mit einem Löffel aushöhlen. Das Fruchtfleisch mit Lauch, Lachs, Koriander, Limettenschale und -saft vermischen. Das Mehl unterrühren und mit Salz und Pfeffer würzen. Ist die Masse nicht fest genug, noch etwas Mehl zugeben.
5. In 8 Portionen teilen, diese zu Bratlingen formen. Leicht mit Mehl bestäuben, dann abdecken und 30 Minuten kühl stellen.
6. In einer großen Pfanne wenig Öl auf mittlerer Stufe erhitzen. Die Bratlinge darin von beiden Seiten je 4–5 Minuten knusprig braun braten. Mit Chilisauce beträufelt und einem Salat als Beilage servieren.

VEGANE QUINOA-BOHNEN-BURRITOS

4 PORTIONEN | ZUBEREITUNGSZEIT: 15 Minuten | GARZEIT: 20 Minuten

Diese würzigen Burritos enthalten wenig Kohlenhydrate, dafür viele gesunde Pflanzenproteine, Ballaststoffe, Vitamine und Mineralien. Wer nicht vegan isst, kann geriebenen Cheddar und griechischen Joghurt nehmen.

300 ml Gemüsebrühe
100 g Quinoa (Trockengewicht)
3 EL Olivenöl
1 große rote Zwiebel, fein gehackt
2 rote Paprikaschoten, entkernt und in Stücke geschnitten
1 frische rote Chili, gewürfelt
3 Knoblauchzehen, zerdrückt
1 TL gemahlener Kreuzkümmel
1 Dose schwarze Bohnen (400 g), abgespült und abgetropft
1 Dose Mais (200 g), abgetropft
Saft von 1 Limette
1 Handvoll Koriandergrün, gehackt
8 Maismehl-Tortillas
115 g geriebener veganer Käse
200 g Kokos- oder Sojajoghurt
Salz und frisch gemahlener schwarzer Pfeffer
Joghurt und Salsa, Pico de Gallo oder Guacamole zum Servieren

Tipp: Veganer Käse ist in den meisten Bioläden und Supermärkten erhältlich.

Variationen:
- Wer mag, belegt die Burritos zusätzlich mit Avocadoscheiben oder -würfeln.
- Die schwarzen Bohnen können durch rote Kidneybohnen ersetzt werden.

1 Die Brühe in einem Topf aufkochen, die Quinoa hineingeben. Zugedeckt 15 Minuten sanft köcheln lassen, bis sie weich ist und den Großteil der Flüssigkeit aufgenommen hat. Den Herd ausschalten, die Quinoa 6–8 Minuten ausdampfen lassen, dann ggf. überschüssiges Wasser abgießen und mit einer Gabel auflockern.

2 Inzwischen für die Füllung das Öl in einer Pfanne erhitzen. Darin Zwiebel, Paprika, Chili und Knoblauch 5 Minuten anbraten. Kreuzkümmel zugeben und unter Rühren etwa 5 Minuten weiterbraten, bis das Gemüse weich ist. Bohnen und Mais untermischen und gut durchwärmen. Quinoa, Limettensaft und einen Großteil des Korianders unterrühren, nach Belieben würzen.

3 Den Ofengrill vorheizen. Die Füllung auf die Tortillas verteilen, diese einklappen oder einrollen. Mit der Naht nach unten in eine Grillpfanne legen, mit dem Käse bestreuen.

4 Etwa 5 Minuten unter den Ofengrill schieben, bis der Käse schmilzt und die Tortillas goldbraun sind. Mit Joghurt und Salsa garniert servieren.

KNACKIGES PAD THAI MIT TOFU

4 PORTIONEN | **ZUBEREITUNGSZEIT:** 15 Minuten | **GARZEIT:** 10 Minuten

Tofu ist eine hervorragende pflanzliche Eiweißquelle, denn er enthält alle acht essenziellen Aminosäuren. Hier bekommt er einen Kick durch die scharfen, salzigen und sauren Noten von Chili, Tamarindenpaste und Limettensaft.

250 g flache Reisnudeln (Trockengewicht)
2 EL Erdnussöl
3 Knoblauchzehen, zerdrückt
1 Stück Ingwer (2,5 cm), geschält, gewürfelt
1 Bund Frühlingszwiebeln, in Scheiben geschnitten
1 scharfe rote Chili, in Scheiben geschnitten
175 g grüne Bohnen, geputzt und halbiert
400 g extrafester oder fester Tofu, in Würfel geschnitten
100 g Sojasprossen
4 EL geröstete Erdnüsse, zerstoßen
2 EL Sesamsamen
1 Handvoll frischer Koriander, gehackt
Limettenspalten und süße Chilisauce zum Servieren

Für die Erdnusssauce:
5 EL ungesüßte stückige Erdnussbutter
3 EL Sojasauce
1 EL Nam Pla (thailändische Fischsauce)
2 EL Palmzucker
2 EL Tamarindenpaste
abgeriebene Schale und Saft von 2 Limetten
2-3 EL Wasser

Variation:
- Die grünen Bohnen durch Brokkoli- oder Blumenkohlröschen ersetzen.

1 Alle Zutaten für die Erdnusssauce in einer Schüssel verrühren, bis sich alles gut miteinander vermischt hat.

2 Die Reisnudeln nach Packungsanleitung garen.

3 Das Öl in einem Wok oder einer tiefen Pfanne auf mittlerer bis hoher Stufe erhitzen. Darin Knoblauch, Ingwer, Frühlingszwiebeln und Chili unter Rühren 1 Minute kräftig anbraten. Grüne Bohnen und Tofu hinzufügen, 4–5 Minuten mitbraten, bis der Tofu goldgelb ist.

4 Die Erdnusssauce untermischen, dann die Temperatur senken, den Deckel auflegen und alles 2 Minuten köcheln lassen. Reisnudeln und Sojasprossen dazugeben und 1 Minute braten, dabei die Pfanne schwenken, um das Ganze leicht mit der Sauce zu überziehen.

5 Den Mix auf vier flache Schälchen verteilen. Mit gerösteten Erdnüssen, Sesam und Koriander bestreuen. Die Limettenspalten zum Darüberpressen und etwas süße Chilisauce dazu servieren.

OFENLACHS MIT KÖRNERKRUSTE

4 PORTIONEN | **ZUBEREITUNGSZEIT:** 15 Minuten | **GARZEIT:** 25 Minuten

Samen sind eine wichtige Quelle für Ballaststoffe, Vitamin A, B, C, E und K sowie für Calcium, Kupfer, Eisen, Magnesium, Zink und Kalium (je nach Sorte). Grünkohl enthält Eisen, Calcium, Magnesium und Vitamin K.

Sonnenblumenöl zum Einfetten
2 TL schwarze Senfsamen
1 TL Koriandersamen
2 TL Fenchelsamen
1 TL gemahlene Kurkuma
4 Lachsfilets (ohne Haut, à 140 g)
4 EL griechischer Joghurt (0% Fett)
Salz und frisch gemahlener schwarzer Pfeffer

Für die würzigen Süßkartoffeln:
2 EL Sonnenblumenöl
1 Stück Ingwer (1 cm), geschält, gewürfelt
1 rote Chili, entkernt und klein gehackt
1 TL schwarze Senfsamen
1 TL Kreuzkümmelsamen
1 TL gemahlene Kurkuma
600 g Süßkartoffeln, geschält und in Würfel geschnitten
4 saftige Tomaten, grob gehackt
400 g Grünkohl, gewaschen, geputzt und in Stücke gezupft
Saft von ½ Limette
Salz und frisch gemahlener schwarzer Pfeffer

Tipp: Das Rezept lässt sich auch gut mit Kabeljau-, Schellfisch- oder Wolfsbarschfilets (ohne Haut) zubereiten.

1 Den Backofen auf 180 °C (160 °C Umluft/Gas Stufe 4) vorheizen. Ein Backblech leicht mit Öl einfetten.

2 Eine Pfanne auf mittlere Stufe erhitzen, darin Senf- und Koriandersamen etwa 1 Minute ohne Fett anrösten, bis die Senfsamen hüpfen. Fenchelsamen untermischen und 30 Sekunden mitbraten. Vom Herd nehmen und die Samen im Mörser grob zermahlen. Kurkuma, Salz und Pfeffer hinzufügen.

3 Die Lachsfilets mit den gerösteten, gemahlenen Samen überziehen, die Samen dabei vorsichtig andrücken. Auf das Blech legen, im Ofen 15–20 Minuten garen (nach der Hälfte der Zeit wenden!), bis die Kruste goldbraun und der Fisch durchgegart ist.

4 Unterdessen für die Süßkartoffeln das Öl in einer großen Pfanne auf mittlerer Stufe erhitzen, darin Ingwer, Chili und Samen 2 Minuten anbraten. Kurkuma und Süßkartoffeln unter Rühren 5 Minuten mitbraten. 4–5 Esslöffel Wasser und die Tomaten zufügen, dann alles zugedeckt 10 Minuten sanft köcheln lassen, bis die Kartoffeln gerade

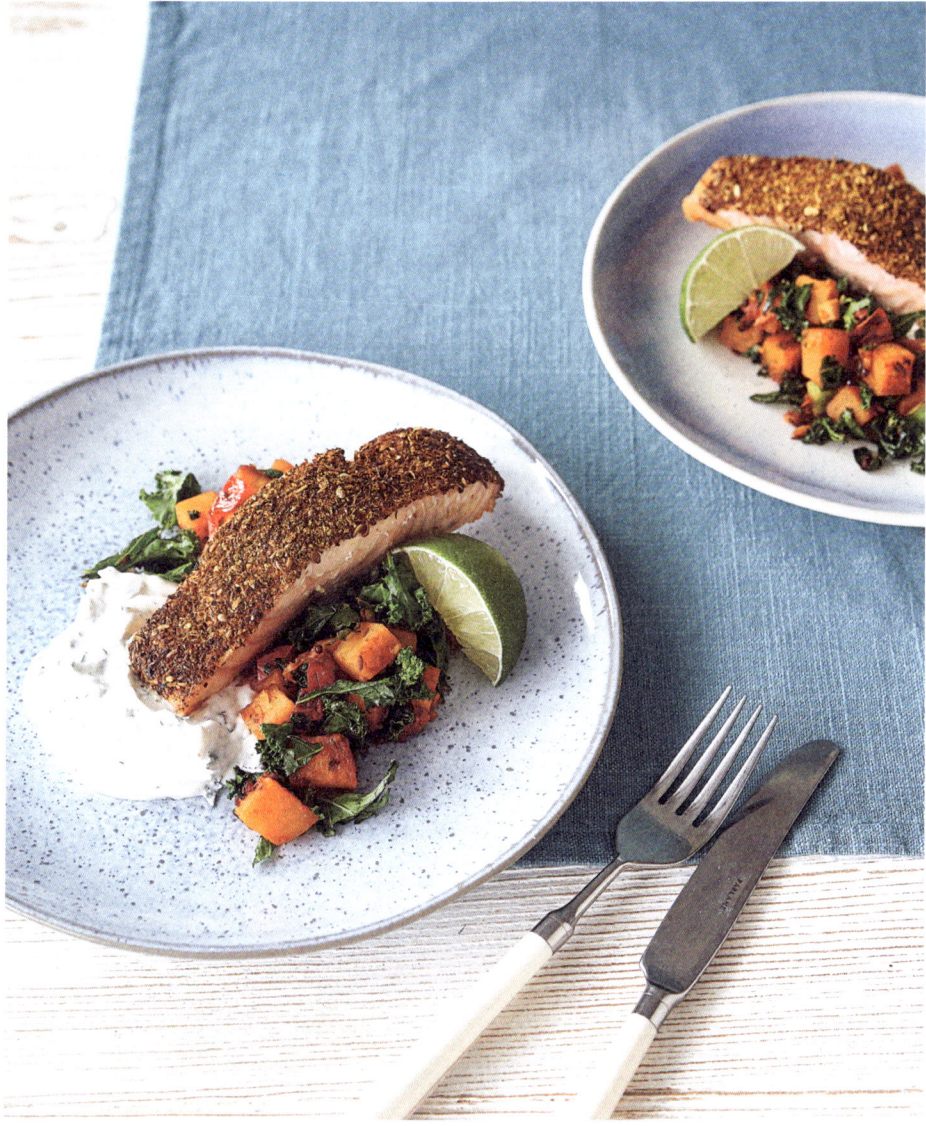

weich sind. Den Grünkohl untermischen und 4–5 Minuten mitgaren, bis er weich ist. Limettensaft zugießen und nach Geschmack würzen.

5 Auf vier Teller verteilen und mit je einem Löffel Joghurt garnieren. Zusammen mit den Lachsfilets sofort servieren.

Variationen:
- Anstelle von Süßkartoffeln kann auch Butternusskürbis oder eine andere Kürbissorte verwendet werden.
- Der Grünkohl lässt sich durch Spinat oder Frühkohl ersetzen.

WÜRZIGE MAKRELE MIT GRÜNEM REIS

4 PORTIONEN | **ZUBEREITUNG:** 15 Minuten | **KÜHLEN:** 30 Minuten | **GARZEIT:** 25–30 Minuten

Die Makrele ist ein Fettfisch, der oft unterschätzt wird, obwohl er wirklich köstlich und gesund ist. Sie steckt voller Eiweiß und Omega-3-Fettsäuren, die Ihr Herz schützen. Hier wird sie in Joghurtsauce mariniert und dann gegrillt.

4 EL griechischer Joghurt (0% Fett)
1 EL Currypaste
Saft von ½ Limette
4 Makrelenfilets
500 g Möhren, in Scheiben geschnitten
1 TL gemahlener Kreuzkümmel
1 TL gemahlene Kurkuma
1 Handvoll frischer Koriander, gehackt
Pflanzenöl zum Braten
Meersalz und frisch gemahlener schwarzer Pfeffer

Für den grünen Reis:
225 g Basmatireis (Trockengewicht)
2 EL Sonnenblumen- oder Rapsöl
3 Knoblauchzehen, zerdrückt
1 Stück frischer Ingwer (2,5 cm), geschält und gerieben
400 g Grünkohl oder Spinat, zerzupft
Saft von 1 Limette

Tipp: Auch Lachs- oder Weißfischfilets lassen sich auf diese Weise zubereiten.

Variationen:
- Schwarze Senfsamen oder eine fein gewürfelte Chili zum gebratenen grünen Reis geben.
- Die Möhren durch Süßkartoffeln ersetzen.

1 Den Joghurt mit Currypaste und Limettensaft verrühren. Die Haut der Makrelenfilets an 2–3 Stellen einschneiden und rundherum mit der Joghurtsauce bestreichen. Abdecken und für 30 Minuten in den Kühlschrank stellen.

2 Den Reis nach Packungsanleitung garen.

3 Unterdessen die Möhren 12–15 Minuten in kochendem Salzwasser weich garen. Gut abtropfen lassen, dann mit der Gabel zerdrücken, Gewürze und Koriander unterrühren. Abschmecken und warm stellen.

4 Für den Reis das Öl in Wok oder Pfanne erhitzen. Darin Knoblauch, Ingwer und Kohl 2–3 Minuten unter Rühren kräftig anbraten, den Reis untermischen. 2–3 Minuten weiterbraten, dann den Limettensaft unterrühren. Warm halten.

5 Makrelen in einer Pfanne unter den vorgeheizten Backofengrill schieben. Auf beiden Seiten 2–3 Minuten grillen, bis der Fisch gar und die Haut knusprig goldbraun ist. Zwischendurch mit der restlichen Marinade bestreichen. Sofort mit Möhrenpüree und grünem Reis servieren.

LIBANESISCHES ZITRONENHÄHNCHEN

4 PORTIONEN | **ZUBEREITUNGSZEIT:** 15 Minuten | **GARZEIT:** 50 Minuten

Die Kartoffeln saugen einen Großteil der Säfte und der Zitrus-, Knoblauch- und Olivenaromen auf und sind einfach nur köstlich. Hähnchenoberkeulen haben mehr Geschmack als Hähnchenbrust. Außerdem stecken sie voller Proteine, Mineralstoffe (Eisen, Kalium und Magnesium) sowie Vitamin B6.

- 675 g Frühkartoffeln (z. B. Charlotte), halbiert oder geviertelt
- 1 große Zwiebel, in Spalten geschnitten
- 8 Hähnchenoberkeulen
- Saft von 3 großen Zitronen
- 5–6 EL Olivenöl
- 8 Knoblauchzehen
- 1 Zitrone, in Scheiben oder Spalten geschnitten
- 1 großzügige Prise Paprikapulver
- 1 Handvoll frische glatte Petersilie, gehackt
- Salz und frisch gemahlener schwarzer Pfeffer
- Salat oder gekochtes grünes Gemüse zum Servieren

Tipp: Reichen Sie ein kleine Schale Harissa dazu, aus der sich alle bedienen können.

Variationen:
- Nach dem Entfernen der Alufolie können Kirsch- oder kleine Eiertomaten dazugegeben werden.
- Anstelle der Oberkeulen Hähnchenunterkeulen oder Hähnchenbrust verwenden.

1. Den Backofen auf 200 °C (180 °C Umluft/Gas Stufe 6) vorheizen.
2. Kartoffeln, Zwiebel und Oberkeulen in einen großen, flachen Bräter geben. Zitronensaft und Olivenöl vermischen. 3 Knoblauchzehen schälen und zerdrücken, zum Zitronen-Öl-Mix geben.
3. Über Keulen und Gemüse gießen, die ungeschälten Knoblauchzehen und die Zitronenscheiben dazwischenstecken. Mit Salz und Pfeffer würzen und mit Paprikapulver bestäuben, dann den Bräter mit Alufolie abdecken.
4. Im Ofen 30 Minuten backen, dann die Folie entfernen und etwa 20 Minuten weitergaren, bis die Kartoffeln weich und gebräunt sind, die Zwiebeln karamellisieren, die Oberkeulen durchgegart sind und ihre Haut goldbraun knusprig ist. Das weiche Innere der Knoblauchzehen aus der Schale pressen und mit der Petersilie darüberstreuen.
5. Auf vier Tellern anrichten und sofort servieren – mit einem knackigen Salat oder grünem Gemüse.

RINDER-KÖFTE MIT INDISCHEM SALAT

4 PORTIONEN | **ZUBEREITUNGSZEIT:** 15 Minuten | **GARZEIT:** 15 Minuten

Wer ein kräftiges Raucharoma wünscht, gart die Köfte auf dem Holzkohlegrill. Die Alternative wäre der Backofengrill. Am besten werden sie mit ganz magerem Hackfleisch – eine gute Quelle für die knochenfreundlichen Nährstoffe Eiweiß, Vitamin D, Eisen, Zink, Magnesium, Kalium und Phosphor. Der knackige indische Salat (Kachumber) ist leicht scharf und sehr erfrischend.

500 g mageres Hackfleisch vom Rind (Fettanteil maximal 5 %)
1 rote Zwiebel, gerieben
3 Knoblauchzehen, zerdrückt
1 frische grüne Chili, gewürfelt
1 TL gemahlener Kreuzkümmel
1 TL gemahlener Koriander
1 Handvoll frischer Koriander, gehackt
Olivenöl zum Einpinseln
250 g Naturreis (Trockengewicht)
Salz und frisch gemahlener schwarzer Pfeffer

Für den indischen Salat:
½ Salatgurke, in Würfel geschnitten
1 kleine rote Zwiebel, fein gehackt
1 rote Paprika, entkernt und gewürfelt
3 saftige Tomaten, in Stücke geschnitten
1 rote oder grüne Chili, entkernt und gewürfelt
1 Prise gemahlener Kreuzkümmel
1 Handvoll frischer Koriander, gehackt
1 Handvoll frische Minze, gehackt
Saft von 1 Limette oder ½ Zitrone
grobes Meersalz

Tipp: Sie können Holz- oder Metallspieße verwenden. Holzspieße sollten Sie zuerst in Wasser einweichen, damit sie auf dem Grill nicht anbrennen.

1 Für den Salat alle Zutaten in einer Schüssel vermengen und mit Meersalz abschmecken.

2 Hackfleisch, Zwiebel, Knoblauch, Chili, Gewürze und Koriander mit etwas Salz und Pfeffer in einer Schüssel gut vermengen, dann mit den Händen zu 12 Würsten formen, auf Spieße stecken und leicht mit Olivenöl einpinseln.

3 Die Köfte auf dem heißen Grill unter gelegentlichem Wenden 7–10 Minuten braten, bis sie gleichmäßig gebräunt sind und leichte Grillspuren aufweisen. Alternativ in eine Grillpfanne legen und unter dem heißen Backofengrill garen.

4 Inzwischen den Reis nach Packungsanleitung garen.

5 Die heißen Köfte mit Salat und Reis sofort servieren.

Variationen:
- Statt Rinderhack mageres Lammhackfleisch verwenden.
- Mit einer scharfen Tomaten- oder Mango-Salsa servieren.

DAL MIT AROMATISCHEM GRILLGEMÜSE

4 PORTIONEN | ZUBEREITUNGSZEIT: 15 Minuten | GARZEIT: 35 Minuten

Dies ist echtes Comfort Food: Linsen, die eine gute Quelle für pflanzliche Proteine und Kohlenhydrate sind, werden mit Süßkartoffeln kombiniert – welche einen niedrigeren glykämischen Index haben als weiße Kartoffeln.

1 EL Pflanzenöl
3 Knoblauchzehen, zerdrückt
1 TL geriebener frischer Ingwer
1 rote Chili, fein gehackt
1 TL schwarze Senfsamen
1 TL Kreuzkümmelsamen
1 TL gemahlene Kurkuma
1 TL Garam Masala
250 g rote Linsen (Trockengewicht)
500 ml Gemüsebrühe
1 Dose Kokosmilch (400 ml)
4 reife Tomaten, klein geschnitten
100 g Babyspinatblätter
Saft von 1 Limette
Naan- oder Chapati-Brot zum Servieren

Für das Grillgemüse:
1 große Süßkartoffel, samt Schale in dünne Spalten geschnitten
2 rote oder gelbe Paprikaschoten, in Stücke geschnitten
2 EL Sonnenblumen- oder Erdnussöl
1 TL Kreuzkümmelsamen
1 rote Chili, entkernt und in dünne Scheiben geschnitten
8 frische Curryblätter

Tipp: Bitte keine grünen oder braunen Linsen verwenden – sie zerfallen beim Kochen nicht zu einem cremigen Brei.

1 Das Öl in einem Topf erhitzen, darin Knoblauch, Ingwer und Chili 2 Minuten auf niedriger bis mittlerer Stufe anbraten. Samen und Gewürze unterrühren. Sobald die Senfsamen im Topf hüpfen, Linsen, Brühe und Kokosmilch zugeben.

2 Zum Kochen bringen, dann auf niedriger Stufe 15 Minuten sanft köcheln lassen. Tomaten hinzufügen und weitere 15 Minuten köcheln lassen, bis das Dal dick und cremig ist. Ist es noch leicht flüssig, länger kochen lassen. Ist es zu dick, noch etwas Brühe angießen.

3 Ist das Dal fast fertig, Süßkartoffelspalten, Paprika, Öl, Salz und Pfeffer in einer Schüssel schwenken, bis alles überzogen ist. In einer Grillpfanne von allen Seiten 2–3 Minuten weich dünsten, bis Grillspuren entstehen. Herausnehmen und warm halten.

4 Kreuzkümmel, Chili und Curryblätter im verbliebenen Öl 2 Minuten anrösten. Über das Gemüse löffeln.

5 Spinat und Limettensaft unter das Dal mischen, würzen. Auf vier Schälchen verteilen, obenauf das Gemüse anrichten und mit Naan-Brot servieren.

KERNIGE NUSSBUTTER-HAFERKEKSE

ERGIBT 16 STÜCK | **ZUBEREITUNG:** 25–30 Minuten | **BACKZEIT:** 20–25 Minuten

Die Mandelbutter, die die „normale" Butter ersetzt, verbindet sich mit Datteln, Ahornsirup und Eiweiß, um den Teig zusammenzuhalten. Sie gilt als gesündeste aller Nussbutter-Sorten, denn sie enthält viele Proteine, knochenfreundliche Mineralstoffe, Ballaststoffe und Vitamin E, aber wenig Kalorien.

100 g entsteinte Datteln
¾ TL Natron
150 g glatte Mandelbutter oder glattes Mandelmus
2 Eiweiß
120 ml Ahornsirup
400 g kernige Haferflocken
1 TL gemahlener Zimt
60 g gehackte Mandeln
30 g Sonnenblumenkerne
30 g Kürbiskerne
einige Tropfen Vanilleextrakt

Tipp: Mandelbutter bzw. Mandelmus ist in den meisten Supermärkten und Bioläden erhältlich, lässt sich aber auch ganz leicht zu Hause zubereiten. Dazu einfach die Mandeln in der Küchenmaschine fein mahlen und zu einer dicken, glatten Paste verarbeiten.

Variationen:
- Anstelle von Ahornsirup flüssigen Honig verwenden.
- Die Haferkekse mit Erdnuss-, Haselnuss- oder Cashewbutter zubereiten.
- Rosinen oder andere Nüsse und Kerne dazugeben.

1 Den Backofen auf 180 °C (160 °C Umluft/Gas Stufe 4) vorheizen. Eine 30 x 20 cm große Backform mit Backpapier auslegen.

2 Datteln und Natron in einer Schüssel mit etwas kochendem Wasser übergießen. Umrühren und 10–15 Minuten einweichen lassen. Datteln abtropfen lassen, dabei die Einweichflüssigkeit auffangen.

3 Die Datteln zusammen mit Mandelbutter, Eiweißen und Ahornsirup in der Küchenmaschine zu einer glatten Masse verarbeiten.

4 In eine Rührschüssel umfüllen, Haferflocken, Zimt, Mandeln, Kerne und Vanilleextrakt untermischen. Der Teig sollte recht klebrig sein. Ist er zu trocken, noch etwas Einweichflüssigkeit unterrühren.

5 Den Teig in die Form geben und mit dem Löffelrücken andrücken, um die Oberfläche zu glätten. Im Ofen 20–25 Minuten goldbraun backen.

6 Herausnehmen und in der Form abkühlen lassen, dann in Vierecke schneiden. Bis zu 5 Tage in einem luftdichten Behälter aufbewahren.

HERBSTLICHER OBST-CRUMBLE

4 PORTIONEN | **ZUBEREITUNGSZEIT:** 15 Minuten | **BACKZEIT:** 30–40 Minuten

Alle lieben Crumble, besonders in den kühleren Monaten, wenn Herbstfrüchte Saison haben. Das knusprige Topping aus Haferflocken und Mandeln sorgt dafür, dass Sie viel Eiweiß, Eisen, Zink und Magnesium bekommen.

Butter zum Einfetten
675 g Pflaumen oder Renekloden
Saft von 1 Orange
2 EL Wasser
3 EL feiner Zucker
1 Prise gemahlener Zimt
2 EL gehobelte Mandeln

Für das Crumble-Topping:
100 g Mehl
85 g Butter, in Würfel geschnitten
85 g Demerara-Zucker (Vollrohrzucker)
60 g Haferflocken
60 g gemahlene Mandeln

Tipp: Anstelle der frischen Früchte können Sie auch tiefgefrorene bzw. aufgetaute oder eingemachte Früchte verwenden.

Variationen:
- Die Pflaumen durch Pfirsiche, Nektarinen oder Aprikosen ersetzen.
- Ein paar Zwetschgen vorkochen und zu den Pflaumen geben.
- Pflaumen mit Butterflöckchen versehen, bevor sie mit dem Crumble-Topping bedeckt werden.

1 Den Backofen auf 180 °C (160 °C Umluft/Gas Stufe 4) vorheizen. Eine Backform mit Butter einfetten.
2 Für das Crumble-Topping das Mehl in eine große Rührschüssel füllen und die Butterwürfel mit den Fingerspitzen einarbeiten, bis die Mischung feinen Semmelbröseln ähnelt. Zucker, Haferflocken und gemahlene Mandeln untermischen. Einige Tropfen Wasser zugeben und vorsichtig unterrühren, bis der Teig gerade eben zusammenhält.
3 Pflaumen oder Renekloden halbieren und entsteinen. In der Backform verteilen, Orangensaft, Wasser, Zucker und Zimt darübergeben.
4 Die Früchte bis zum Rand der Form mit dem Crumble-Topping bedecken. Mit den Mandeln bestreuen und im Ofen 30–40 Minuten knusprig goldgelb backen.
5 Heiß servieren und Sahne, Crème fraîche, Eiscreme, Vanillesauce oder dicken griechischen Joghurt dazu reichen.

WÜRZIGER MÖHRENKUCHEN MIT ORANGENGLASUR

8–10 PORTIONEN | **ZUBEREITUNGSZEIT:** 20 Minuten | **BACKZEIT:** 45–55 Minuten

Der einfachste, saftigste, leckerste Möhrenkuchen, den Sie je backen werden! Dank Eiern, Joghurt und Vollkornmehl steckt er voller Eiweiß. Um die gesättigten Fette zu reduzieren, wird hier Pflanzenöl statt Butter verwendet.

175 ml Sonnenblumenöl plus Öl zum Einfetten
175 g Rohrohrzucker
3 mittelgroße Bio-Eier, verquirlt
250 g Möhren, gerieben
fein abgeriebene Schale und Saft von 1 Orange
175 g Vollkornmehl
2 TL Backpulver
1 TL gemahlener Zimt
½ TL geriebene Muskatnuss
60 g gehackte Walnüsse
Walnusshälften oder gehackte Orangenzesten zum Dekorieren

Für die Orangenglasur:
115 g dicker griechischer Joghurt (0% Fett)
115 g fettreduzierter Frischkäse
2–3 EL Puderzucker
abgeriebene Schale von 1 Orange

Tipp: Anstatt den Kuchen zu glasieren, kann man ihn auch mit Puderzucker bestäuben. In einem luftdichten Behälter an einem kühlen Ort bleibt er bis zu 5 Tage frisch.

Variation:
- Sultaninen mit in den Teig geben.

1 Den Backofen auf 180 °C (160 °C Umluft/Gas Stufe 4) vorheizen. Eine 20 x 20 cm große Backform einfetten und mit Backpapier auslegen.

2 In einer Rührschüssel oder der Küchenmaschine Zucker, Öl und Eier verquirlen, bis sich alles gut vermischt hat. Möhren und Orangenschale untermischen. Mehl und Backpulver dazusieben und gut unterrühren. Gewürze und einen Großteil des Orangensafts untermischen. Vorsichtig die Walnüsse unterheben, dabei gleichmäßig auf den Teig verteilen. In die Form füllen, die Oberfläche glattstreichen.

3 Im Ofen 40–45 Minuten backen, bis der Kuchen gut aufgegangen ist und ein mittig eingestochener Holzspieß sauber wieder herauskommt. In der Form abkühlen lassen, dann auf ein Kuchengitter stürzen.

4 Für die Glasur alle Zutaten mit dem restlichen Orangensaft zu einer cremigen Masse verrühren. Auf dem Kuchen verstreichen und mit Walnüssen oder Orangenzesten dekorieren.

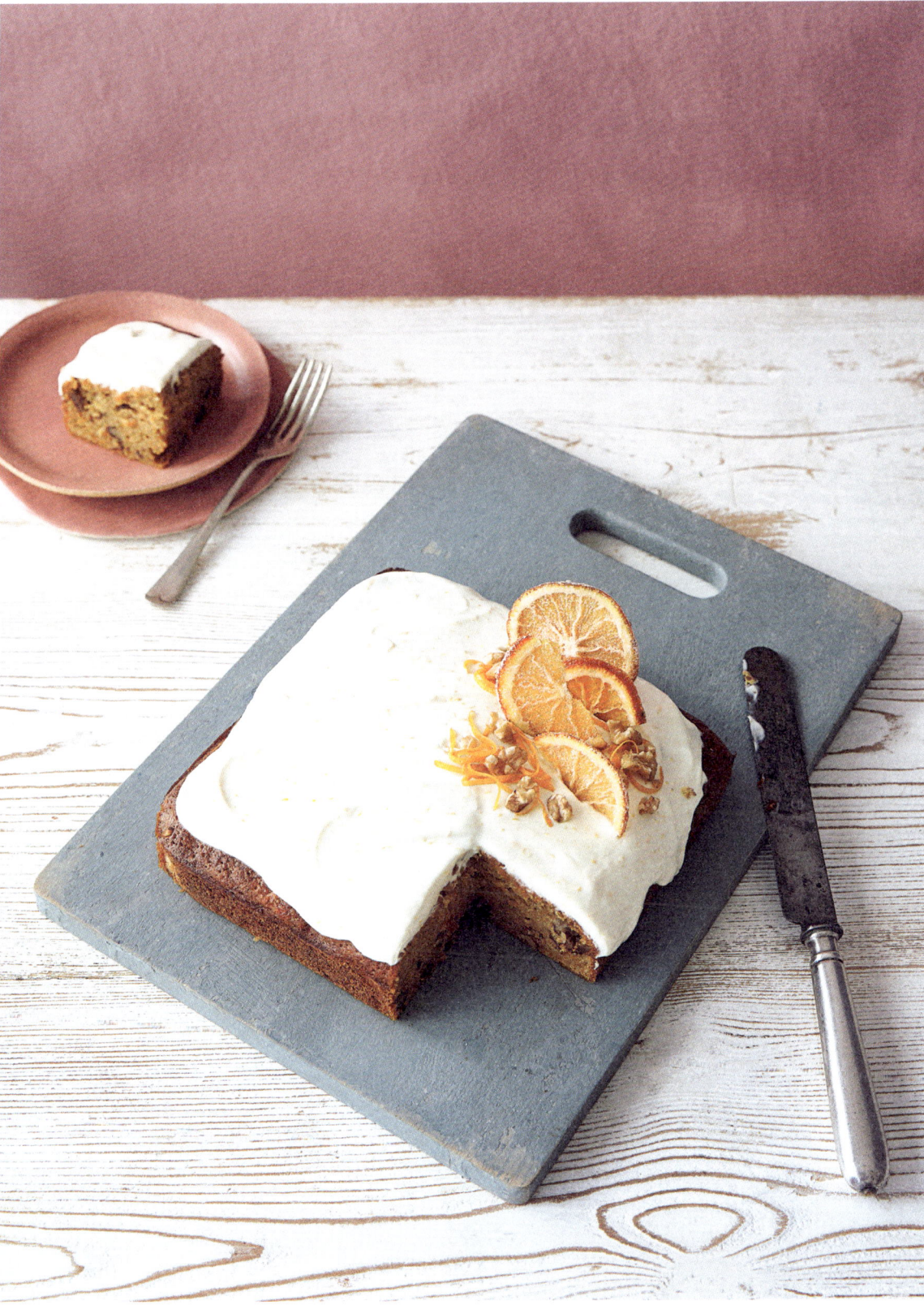

HAUSGEMACHTES HUMMUS

4 PORTIONEN | **ZUBEREITUNGSZEIT:** 15 Minuten

Kichererbsen sind nicht nur reich an pflanzlichem Eiweiß und arm an Fett und Cholesterin, sondern stecken auch noch voller Mineralstoffe (Eisen, Calcium, Kalium, Magnesium, Mangan, Zink, Selen) und Vitamine (B6, C und K). All das hilft beim Aufbau starker Knochen und fördert einen gesunden Darm.

2 Dosen Kichererbsen (à 400 g)
2-3 Knoblauchzehen, zerdrückt
4 EL Tahini
1 EL natives Olivenöl extra plus Öl zum Beträufeln
Saft und abgeriebene Schale von 1 Zitrone plus Zitronensaft zum Beträufeln
Salz und frisch gemahlener schwarzer Pfeffer
fein gehackte Petersilie zum Bestreuen
Zatar, Paprikapulver oder Sumach zum Bestäuben (optional)

Tipp: Servieren Sie das Hummus als Dip zu geröstetem Pitabrot oder Rohkost, als Sandwich-Aufstrich oder als Füllung für Wraps.

Variationen:
- Mit Dukkah, zerstoßenen Kreuzkümmel- oder Koriandersamen oder Chiliflocken, gerösteten Pinienkernen, einer fein gehackten roten Zwiebel oder gebratenen, karamellisierten Zwiebeln bestreuen.
- Für ein cremigeres Hummus etwas griechischen Joghurt (0 % Fett) unter.
- Für mehr Geschmack das Hummus mit gerösteten roten Paprikaschoten oder Wurzelgemüsen, frischem Koriander oder Basilikum oder Avocado und Chili pürieren.

1 Die Kichererbsen abgießen, dabei die Flüssigkeit auffangen, dann unter fließendem kaltem Wasser abspülen. Mit Küchenpapier trocken tupfen.

2 Mit Knoblauch, Tahini, Olivenöl und Zitronensaft in den Mixer oder die Küchenmaschine füllen und zu einem groben Püree verarbeiten.

3 Noch etwas von der aufgefangenen Kichererbsenflüssigkeit dazugeben, bis die gewünschte Konsistenz erreicht ist. Sie sollte recht weich (aber nicht flüssig) sein und etwas körnig, nicht zu glatt. Mit Salz und Pfeffer abschmecken.

4 Hummus in eine Servierschüssel umfüllen und mit Olivenöl und Zitronensaft beträufeln. Mit Petersilie bestreuen und, falls gewünscht, mit Zatar, Paprika oder Sumach bestäuben.

CAESAR-SANDWICH MIT HÄHNCHENBRUST

4 PORTIONEN | ZUBEREITUNGSZEIT: 15 Minuten

Dieses Sandwich ist ein prima Snack für zwischendurch, den man zu Hause genießen oder im Voraus zubereiten und als Lunchpaket mitnehmen kann. Es nicht nur köstlich, sondern auch sehr nährstoffreich: Es versorgt Sie mit knochenstärkendem Eiweiß, Vitamin D, Calcium, Zink und Phosphor.

1 kleiner Romanasalat, geputzt und Blätter grob gehackt
300 g gekochte Hähnchenbrust, Haut entfernt, klein geschnitten
8 Scheiben Vollkorn- oder Mehrkornbrot
60 g grob geriebener Parmesan
frisch gemahlener schwarzer Pfeffer

Für das Caesar-Dressing:
8 EL fettarme Mayonnaise
Saft von ½ Zitrone
1 Schuss Worcestershiresauce
2-3 Knoblauchzehen, zerdrückt
8 Sardellen, abgespült und gehackt

Tipp: Statt Brot können Sie auch Vollkorn- oder Mehrkornbrötchen verwenden. Der Hähnchen-Salat-Mix eignet sich auch als Füllung für Wraps oder Pita-Taschen.

Variationen:
- Brot leicht rösten, bevor Sie die Hähnchen-Salat-Mischung darüber geben.
- Einige Tomatenscheiben, geröstete rote Paprikastücke oder zerdrückte Avocados hinzufügen.
- Die Hähnchenbrust durch gekochtes Putenfleisch oder Garnelen ersetzen.

1 Für das Caesar-Dressing alle Zutaten in einer Schüssel glatt rühren.
2 Die Hähnchenstücke untermischen, bis sie leicht mit dem Dressing überzogen sind. Den Salat hinzufügen und in der Schüssel schwenken.
3 Die Hähnchen-Salat-Mischung auf vier Brotscheiben verteilen. Mit dem Parmesan bestreuen und mit etwas schwarzem Pfeffer würzen. Restliches Dressing darüberträufeln. Mit den übrigen Brotscheiben belegen und halbieren oder vierteln.

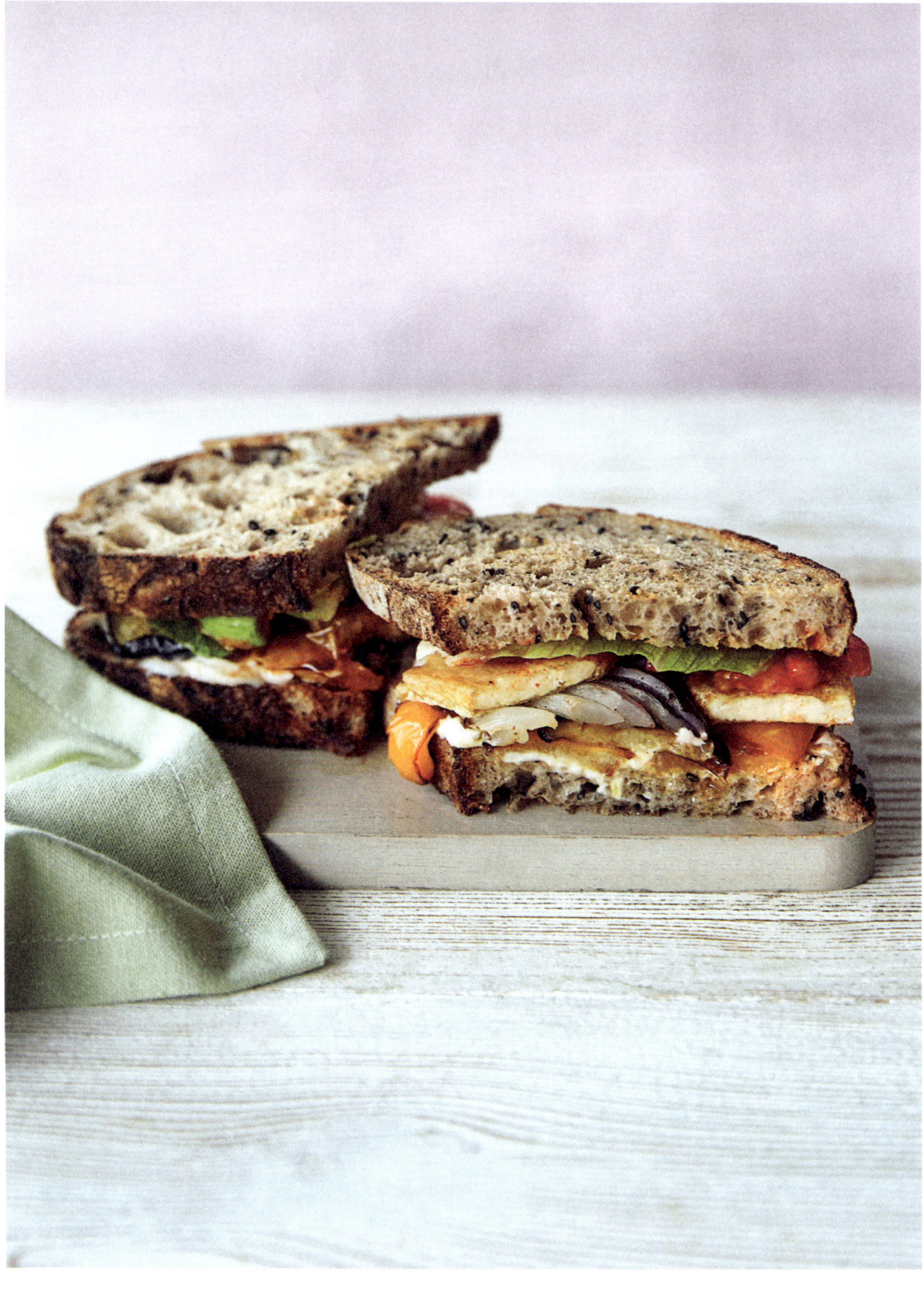

VEGANES TOFU-GEMÜSE-SANDWICH

4 PORTIONEN | ZUBEREITUNGSZEIT: 15 Minuten | GARZEIT: 20–25 Minuten

Die vegane Antwort auf das amerikanische BLT-Sandwich! Tofu ist eine gute Quelle für pflanzliches Eiweiß, denn es enthält alle acht essenziellen Aminosäuren und darüber hinaus auch noch Calcium, Eisen, Magnesium, Zink, Kupfer und Phosphor, also die meisten der knochenstärkenden Mineralien. Das goldbraun-knusprige Anbraten verleiht ihm Textur und Geschmack.

1 rote oder gelbe Paprikaschote, entkernt und in vier Stücke geschnitten
1 rote Zwiebel, geviertelt
1 kleine Aubergine, in Scheiben geschnitten
4 EL Olivenöl
400 g extrafester Tofu
2 EL Maisstärke
2 EL Sonnenblumenöl
8 Scheiben Vollkorn- oder Mehrkornbrot
4 EL vegane Mayonnaise
1 Tomate, in dünne Scheiben geschnitten
Chilisauce, z. B. Sriracha, zum Darüberträufeln (optional)
einige knackige Romana- oder Eisbergsalatblätter
Salz und frisch gemahlener schwarzer Pfeffer

Tipp: Wenn man den Tofu vor dem Braten mit Maisstärke überzieht, wird er schön knusprig und klebt nicht an der Pfanne fest.

Variationen:
- Statt der veganen Mayonnaise können Sie zerdrückte Avocado oder veganen Frischkäse verwenden.
- Das Röstgemüse variieren: Probieren Sie Champignons oder Zucchini.

1 Den Backofen auf 220 °C (200 °C Umluft/Gas Stufe 7) vorheizen.

2 Paprika, Zwiebel und Aubergine auf ein Backblech legen und mit 2 Esslöffeln Olivenöl beträufeln. Leicht salzen und pfeffern. Im Ofen 20–25 Minuten weich rösten.

3 Tofu in Scheiben schneiden, mit etwas Maisstärke bestäuben. Salzen und pfeffern. Das restliche Öl in einer Pfanne auf mittlerer Stufe erhitzen, den Tofu darin portionsweise von allen Seiten 1–2 Minuten knusprig braun braten. Mit einem Schaumlöffel herausheben, auf Küchenpapier abtropfen lassen.

4 Das Brot leicht rösten, vier Brotscheiben mit der veganen Mayonnaise bestreichen. Das Gemüse auf den anderen vier Scheiben anrichten, obenauf Tofu und Tomatenscheiben arrangieren. Mit Chilisauce beträufeln (falls verwendet) und mit Salat belegen. Mit den restlichen Brotscheiben belegen und die Sandwiches halbieren oder vierteln. Sofort servieren.

POWERRIEGEL MIT OBST UND NÜSSEN

ERGIBT 12 STÜCK | **ZUBEREITUNGSZEIT:** 15 Minuten | **BACKZEIT:** 30 Minuten

Diese glutenfreien Knusperriegel geben Ihnen einen Kick, wenn Sie hungrig sind, aber keine Zeit für eine richtige Mahlzeit haben. Trockenobst und Honig verleihen Süße; die Haferflocken haben einen niedrigen glykämischen Index: Die Energie kommt nur langsam ins Blut und hält Sie in Schwung.

150 g Butter plus Butter zum Einfetten
1 EL Kürbiskerne
1 EL Sonnenblumenkerne
1 EL Sesamsamen
1 EL Chiasamen
300 g Haferflocken
85 g Walnüsse, gehackt
85 g getrocknete Aprikosen, gehackt
85 g entsteinte Medjool-Datteln, gehackt
85 g Rosinen
60 g getrocknete Cranberrys
6 EL flüssiger Honig

Tipp: Wer es gern etwas üppiger hätte, kann dunkle Schokoladenstückchen (mindestens 70% Kakaoanteil) zur Mischung geben oder die Riegel mit geschmolzener dunkler Schokolade beträufeln.

Variationen:
- Anstelle von Walnüssen lassen sich gehackte Pekannüsse, Haselnüsse oder Mandeln verwenden.
- Probieren Sie es mit Backpflaumen, getrockneten Feigen, Kirschen, Blaubeeren und Sultaninen.
- Nehmen Sie verschiedene Samen: Hanf-, Lein- oder Mohnsamen.

1. Den Backofen auf 160 °C (140 °C Umluft/Gas Stufe 3) vorheizen. Eine flache Backform (30 x 20 cm) einfetten und mit Backpapier auslegen.
2. Kerne und Samen in einer kleinen Schüssel vermischen. Haferflocken, Walnüsse und Trockenobst in eine große Rührschüssel geben.
3. Butter und Honig in einem kleinen Topf unter Rühren auf niedriger Stufe erhitzen, bis die Butter schmilzt. Zur Haferflockenmischung geben und gut durchrühren, dann gründlich die Samen und Kerne untermischen. Ist das Ganze zu trocken, noch etwas Butter hinzufügen. Wenn es zu sehr klebt, noch Haferflocken zugeben.
4. Die Masse in die Form füllen und mit einem Löffelrücken andrücken. Im Ofen etwa 30 Minuten knusprig braun backen.
5. Herausnehmen, in der Form etwas abkühlen lassen, dann in 12 Riegel schneiden. Ganz abkühlen lassen, dann aus der Form lösen und bis zu 5 Tage in einem luftdichten Behälter aufbewahren.

ENERGIEBÄLLCHEN

ERGIBT ETWA 30 BÄLLCHEN | **ZUBEREITUNGSZEIT:** 15 Minuten | **KÜHLEN:** 1–2 Stunden

Diese mundgerechten Bällchen sind nicht nur köstlich, sondern auch nährstoffreich: Sie versorgen Sie mit Eiweiß, Zink, Kupfer, Eisen, Magnesium und Phosphor. Man kann sie bis zu drei Monate einfrieren oder im Kühlschrank aufbewahren. Veganer nehmen anstelle des Honigs Agaven- oder Ahornsirup.

175 g Erdnussbutter (ohne Zuckerzusatz)
90 ml flüssiger Honig
175 g Haferflocken
30 g Lein- oder Chiasamen
30 g getrocknete Blaubeeren
60 g dunkle Schokoladenstückchen
    (mindestens 70% Kakaoanteil)
30 g ungesüßte Kokosraspel

Tipp: Sie können auch die Mikrowelle benutzen, um die Erdnussbutter und den Honig zu vermischen.

Variationen:
- Die Bällchen in Haferflocken oder fein gehackten Walnüssen wenden.
- Die Erdnussbutter durch Mandel- oder Cashewbutter ersetzen.
- Einige Datteln in der Küchenmaschine zu einer klebrigen Paste pürieren und damit einen Teil der Nussbutter ersetzen.

1 Erdnussbutter und Honig in einem Topf unter vorsichtigem Rühren auf niedriger Stufe erhitzen, bis sie gerade eben warm (aber nicht zu heiß) und gut vermischt sind.

2 Vom Herd nehmen und die Haferflocken, Samen, Blaubeeren und Schokostückchen einrühren, dabei gleichmäßig auf die Masse verteilen. Wenn diese zu sehr klebt, noch ein paar Haferflocken zugeben. Wenn sie zu trocken ist, mit etwas kaltem Wasser anfeuchten.

3 Mit einem Löffel kleine Portionen abteilen und mit den Händen zu kleinen Bällchen formen. In den Kokosraspeln wenden, bis die Bällchen rundherum dünn bedeckt sind.

4 Die Bällchen auf ein großes, mit Backpapier ausgelegtes Backblech legen und 1–2 Stunden im Kühlschrank aufbewahren, bis sie fest sind. In einen luftdichten Behälter umfüllen und bis zu 10 Tage im Kühlschrank lagern.

GERÖSTETE MANDELN MIT PARMESANKRUSTE

8 PORTIONEN | **ZUBEREITUNGSZEIT:** 5 Minuten | **GARZEIT:** 10–15 Minuten

Die duftenden Mandeln enthalten eine Fülle an knochenstärkenden Nährstoffen, darunter Eiweiß, Vitamin D, Calcium, Magnesium, Phosphor, Kalium, Eisen, Kupfer und Zink. Sie können sie z. B. durch Cashew- oder Walnüsse ersetzen oder es mit einer Mischung verschiedener Sorten probieren.

3 EL flüssiger Honig
1 EL Olivenöl
4 EL geriebener Parmesan
1 TL geräuchertes Paprikapulver
½ TL Chilipulver
1 TL Knoblauchpulver
300 g ganze Mandeln
1 TL feines Meersalz

Tipp: Während die Mandeln im Ofen sind, bitte achtgeben, dass sie nicht zu dunkel werden oder anbrennen.

Variationen:
- Variieren Sie die Gewürze: Versuchen Sie es mit gemahlenem Kreuzkümmel, mildem Paprikapulver und Cayennepfeffer.
- Fügen Sie eine großzügige Prise getrockneten Oregano, Thymian oder Rosmarin hinzu.
- Für eine weniger süße und gesündere Variante den Honig und das Öl durch ein geschlagenes Eiweiß ersetzen. Die Mandeln dann 15-20 Minuten im Ofen rösten.

1 Den Backofen auf 190 °C (170 °C Umluft/Gas Stufe 5) vorheizen. Ein Backblech mit Backpapier auslegen.

2 In einer Schüssel Honig, Olivenöl, Parmesan und Gewürze miteinander verrühren. Mandeln untermischen, bis sie gleichmäßig damit überzogen sind.

3 Mandeln in einer Lage auf dem Backblech verteilen. Das Meersalz darüberstreuen.

4 Im Backofen 10–15 Minuten rösten, dabei alle 5 Minuten wenden, bis sie rundherum goldbraun geworden sind.

5 Aus dem Ofen nehmen und auf dem Backblech zum Abkühlen beiseitestellen. Die Mandeln, sobald sie abgekühlt sind, bis zu 1 Woche in einem luftdichten Behälter aufbewahren.

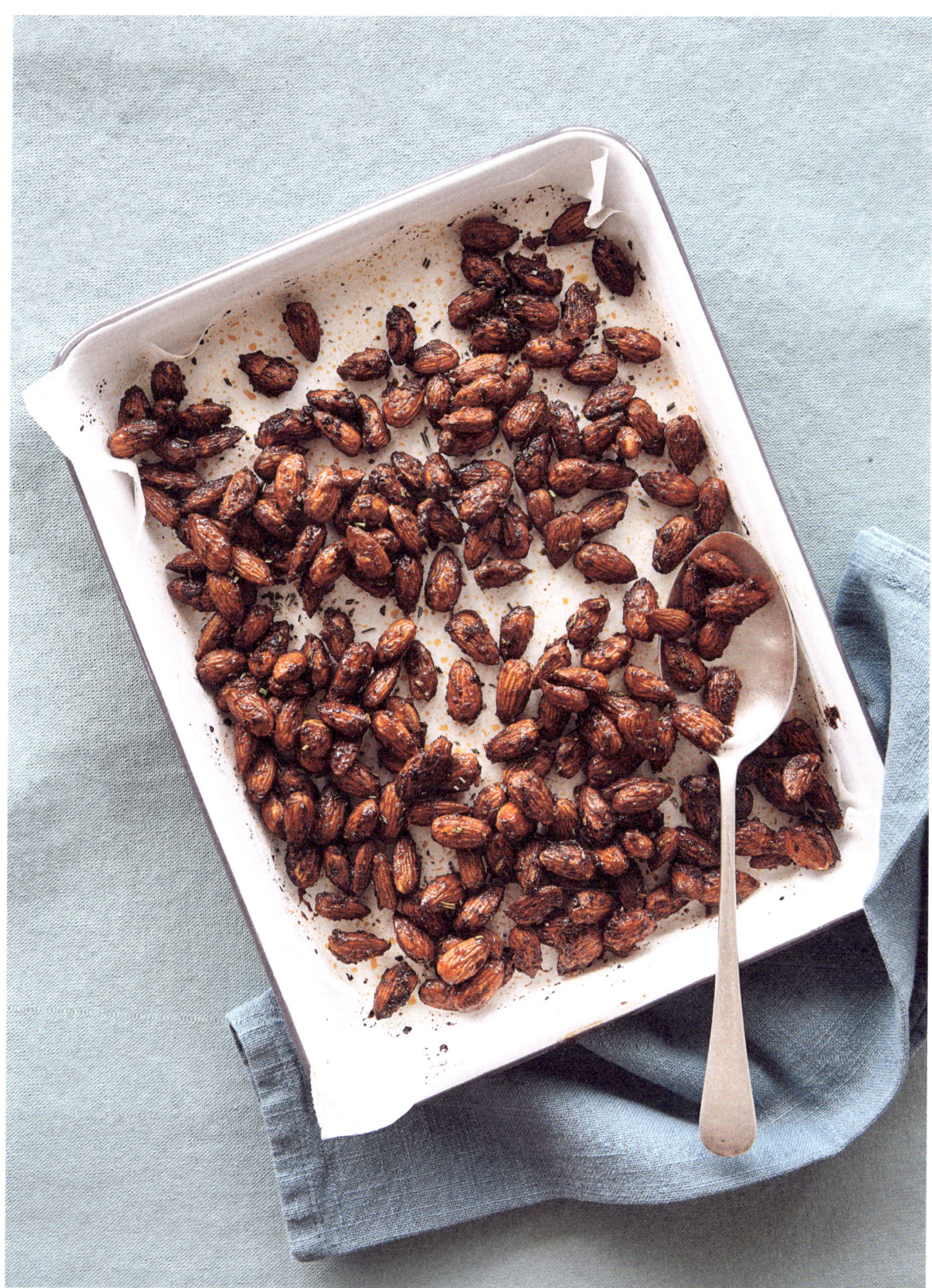

DIE WICHTIGSTEN EMPFEHLUNGEN ZUM SCHLUSS

Auch wenn wir schon viel über die unglaublich komplexen Prozesse in den Knochen wissen – und darüber, dass ein fein abgestimmtes Gleichgewicht an Nährstoffen von entscheidender Bedeutung für die Knochengesundheit ist – bleiben immer noch viele Fragen offen.

Es liegt in der Natur der Wissenschaft, dass sie sich ständig weiterentwickelt und neue Technologien entstehen, auch im Hinblick auf Knochen. Deshalb werden wir sicher noch mehr darüber erfahren, was wir für ihren Erhalt tun können. Wie immer, wenn es um Fragen der öffentlichen Gesundheit geht, stehen alle Ratschläge unter dem Vorbehalt, dass es sich nur um den jetzigen Wissensstand handelt – einige Wissenslücken könnten in Zukunft gefüllt werden und zu neuen Empfehlungen führen.

Auf manche Dinge, die sich auf Knochen auswirken, können wir wenig Einfluss nehmen: Bei einer Krankheit beispielsweise kann die Einnahme eines Medikaments unumgänglich sein und die Vorteile mögen die Risiken für die Knochengesundheit bei weitem überwiegen. Lebensstilfaktoren wie Schichtarbeit können ebenfalls außerhalb unserer Kontrolle liegen. Gleichzeitig gibt es aber auch viele Faktoren, auf die wir Einfluss nehmen können,. Dabei sollte man aber bedenken, dass eine einzige Veränderung, wie etwa die Einnahme eines Vitamin-D-Präparats, wahrscheinlich noch keinen großen Effekt erzielt. Doch durch einen ganzheitlichen Ansatz, der eine Reihe von positiven Veränderungen in Bezug auf die Ernährung und bestimmte Lebensstilfaktoren mit sich bringt, können wir unsere Knochengesundheit entscheidend verbessern. Hier kommen neun Schlüsselempfehlungen, die Sie befolgen sollten, wenn Sie Ihre Knochengesundheit ein Leben lang erhalten möchten.

Durch einen ganzheitlichen Ansatz, der eine Reihe von positiven Veränderungen in Bezug auf die Ernährung und bestimmte Lebensstilfaktoren mit sich bringt, können wir unsere Knochengesundheit entscheidend verbessern.

Ein angemessenes Gewicht im Verhältnis zur Größe beibehalten. Das lässt sich gut bestimmen: Schauen Sie, ob Ihr Body-Mass-Index (BMI) im gesunden Bereich liegt *(siehe S. 23)*. Auch im Internet gibt es BMI-Rechner.

 Eine ausgewogene, abwechslungsreiche Ernährung mit vielen pflanzlichen Lebensmitteln. Der Verzehr von reichlich Obst und Gemüse, Kohlenhydraten aus Vollkorn, Eiweiß und etwas Fett stellt sicher, dass Sie Ihren Körper mit der richtigen Palette an Vitaminen, Mineral- und Phytonährstoffen versorgen.

 Entzündungen im Körper steuern. Einige Nahrungsmittel wie raffinierter Zucker rufen Entzündungen hervor, die die Knochengesundheit beeinträchtigen können. Wenn Sie sich z.B. an die Mittelmeer-Diät halten *(siehe S. 78)*, bekommen Sie alles, was Sie brauchen. So werden Entzündungen auf ein Minimum reduziert.

 Genug Schlaf bekommen. Die knochenbildenden Zellen stehen in Verbindung mit unserer inneren Uhr. Es ist wichtig für sie, dass wir gut schlafen. Suchen Sie Rat beim Hausarzt, wenn Sie dauerhafte Schlafprobleme haben.

 Bei zu wenig Sonnenlicht ein Vitamin-D-Präparat einnehmen. Wichtig bei Menschen mit dunkler Haut und Leuten, die ihre Haut bedecken müssen oder auch im Sommer nur drinnen sind.

 Regelmäßig Übungen mit Gewichtsbelastung absolvieren. Diese Trainingsform stärkt die Knochen und begünstigt ihre Regeneration. Bauen Sie auch noch Aktivitäten mit Stoßbelastung und Gleichgewichtsübungen ein, ist der Nutzen noch größer.

 Stress im Leben reduzieren. Den Cortisolspiegel zu senken, ist wichtig für die Knochengesundheit. Bauen Sie Stress mit Meditation oder Achtsamkeitstraining ab. Und nehmen Sie medizinische Hilfe in Anspruch, wenn Sie Ihren Stress nicht in den Griff bekommen.

 Mit dem Rauchen aufhören. Dies wird sich günstig auf den ganzen Körper auswirken.

 Alkoholkonsum auf weniger als 14 Einheiten pro Woche beschränken. Alkohol in moderaten Mengen schadet den Knochen wohl nicht. Übermäßiger Konsum hingegen kann sich negativ auf die Knochendichte auswirken.

QUELLEN

EINFÜHRUNG
[1] Dyer, S.M., Crotty, M., Fairhall, N., et al., „A critical review of the long-term disability outcomes following hip fracture", in: *BMC Geriatrics* (2016); 16:158.

GRUNDLAGENWISSEN
[1 und 2] Mohamad, N.V., Soelaiman, I.N., Chin, K.Y., „A concise review of testosterone and bone health", in *Clinical Interventions in Aging* (2016); 11:1317-24.

[3] Sansone, R.A., Sansone, L.A., „SSRIs: bad to the bone?", in *Innovations in Clinical Neuroscience* (2012); 9(7-8):42-47.

[4] Cohen, A., Dempster, D.W., Recker, R.R., Lappe, J.M., Zhou, H., Zwahlen, A., Müller, R., Zhao, B., Guom, X., Lang, T., Saeed, I., et al., „Abdominal fat is associated with lower bone formation and inferior bone quality in healthy premenopausal women: a transiliac bone biopsy study", in *The Journal of Clinical Endocrinology and Metabolism* (2013); 98:6:2562-72.

[5] Shapses, S.A., Pop, L.C., Wang, Y., „Obesity is a concern for bone health with aging", in *Nutritional Research* (2017); 39:1-13.

[6] Park, H.A., Lee, J. S., Kuller, L.H., Cauley, J.A., „Effects of weight control during the menopausal transition on bone mineral density", in *The Journal of Clinical Endocrinology and Metabolism* (2007); 92:10:3809-15.

[7] Rothschild, D., Weissbrod, O., Barkan, E., Kurilshikov, A., Korem, T., Zeevi, D., Costea, P.I., Godneva, A., Kalka, I.N., Bar, N., Shilo, S., Lador, D., et al., „Environment dominates over host genetics in shaping human gut microbiota", in *Nature* (2018); 555:210-15.

[8] LaBrie, J.W., Boyle, S., Earle, A., Almstedt, H.C., „Heavy episodic drinking is associated with poorer bone health in adolescent and young adult women", in *J Stud Alcohol Drugs* (2018); 79(3):391-98.

[9] Swanson, C.M., Kohrt, W.M., Buxton, O.M., Everson, C.A., Wright, K.P., Jr, Orwoll, E.S., Shea, S.A., „The importance of the circadian system and sleep for bone health", in *Metabolism* (2018); 84:28-43.

SPORT
[1] Phillips, C., Fahimi, A., „Immune and neuroprotective effects of physical activity on the brain in depression", in *Frontiers In Neuroscience* (2018); 12:498.

[2] Aluoch, A.O., Jessee, R., Habal, H., Garcia-Rosell, M., Shah, R., Reed, G., Carbone, L., „Heart failure as a risk factor for osteoporosis and fractures", in *Current Osteoporosis Report* (2012); 10(4):258-69.

ERNÄHRUNG
[1] Whisner, C.M., Castillo, L.F., „Prebiotics, bone and mineral metabolism", in *Calcified Tissue International* (2018); 102(4):443-79.

[2] Brot, C., Darsø, P., „The Danish Health and Medicines Authority recommendations regarding prevention, diagnosis and treatment of vitamin D deficiency", in *Rational Pharmacotherapy* (2010); 6.

[3] Lips, P., Cashman, K., Lamberg-Allardt, C., Bischoff-Ferrari, H., Obermayer-Pietsch, B., Bianchi, M., Stepan, J., El-Hajj Fuleihan, G., Bouillon, R., „Current vitamin D status in European and Middle East countries and strategies to prevent vitamin D deficiency: a position statement of the European Calcified Tissue Society", in *European Journal of Endocrinology* (2019); 180(4):23-54.

[4] Allen, L., de Benoist, B., Dary, O., Hurrell, R. (Hrsg), „Guidelines on food fortification with micronutrients", in *World Health Organization* (2016). www.who.int/nutrition/publications/guide_food_fortification_micronutrients.pdf

[5] „Vegetables - food supply quantity", in *Food and Agricultural Organization of the United Nations* (2020). www.fao.org/faostat/en/#data/FBS

[6] „Say hello to a fortified future: 2016 year in review", in *Food Fortification Initiative* (2016). http://ffinetwork.org/about/stay_informed/publications/documents/FFI2016Review.pdf

[7] DiNicolantonio, J.J., Mehta, V., Zaman, S.B., O'Keefe, J.H., „Not salt but sugar as aetiological in osteoporosis: a review", in *Missouri State Medical Association* (2018); 115(3):247-52.

[8] Wikoff, D., Welsh, B.T., Henderson, R., et al., „Systematic review of the potential adverse effects of caffeine consumption in healthy adults, pregnant women, adolescents and children", in *Food and Chemical Toxicology* (2017); 109(Pt 1):585-648.

REGISTER

Alkaline-Diät 79/80
Alkohol 17, 25, 31, 77, 123
Alkoholkonsum, exzessiver 25
Aminosäuren 58, 103, 117
Angst 25/26
Anorexia nervosa 27
Antidepressiva 25/26
Arthritis 32/33, 72

Babyalter 12, 16, 17
Balance 42, 44, 48, 50, 77
Ballaststoffe 81, 92, 93, 102, 104, 110
Bauchspeicheldrüse 20, 21
Behandlungen
    Arthritis 33, 39, 72
    Osteomalazie 34, 35
    Osteoporose 31
    siehe auch Medikamente
Beine, Übungen für die 46, 48, 52
Biegung, Knochen- 40
Biorhythmus 20, 26
Blutcalciumspiegel 15, 18, 19, 25, 63
Blutdruck 20
Blutgerinnsel 71
Blut-pH-Wert 63, 69, 79, 81
Blutzellen 11
Body-Mass-Index (BMI) 22/23
Bor 72
Brüche siehe Knochenbrüche
Bulimie 27

Calcitonin 19, 24
Calcitriol 19, 21, 61
Calcium 10, 12, 14, 16, 17, 19, 23, 27, 28, 31, 34, 59/60, 76, 77, 79, 85, 92, 93, 101, 104, 114, 115, 117, 120; siehe auch Blutcalciumspiegel
Chronisch-entzündliche Darmerkrankung 24, 27, 28, 39
Citrat 10, 30
Colitis ulcerosa 27
Cortisol 20, 21, 24, 25
Cushing-Syndrom 26

Darm 19, 20; siehe auch Darmerkrankungen und Darmbakterien
Darmbakterien 23/24, 74, 75, 81

Darmbeschwerden 24, 27, 28, 39
Demenz 78
Depression 25/26, 39
Diabetes 20, 22, 26, 27, 38, 64, 78
Diäten 22, 23/24, 39, 76/77, 78–81, 123; siehe auch Ernährung
Drehung, Knochen- 40

Eisen 70, 85, 92, 93, 96, 101, 104, 107, 108, 111, 114, 117, 119, 120
Eiweiß 12, 57, 58, 84, 85, 89, 90, 95, 97, 101, 106–8, 111, 112, 115, 119, 120
    pflanzliches 92, 93, 100, 102, 103, 109, 114, 117
Ellbogen, Übungen für die 51
Energiebedarf 57
Entzündung 27
    steuern 123
    und Ernährung 78
    Ursachen 77
    Verringerung 20, 81
Epiphysenfuge 12
Erbrechen 27
Ernährung
    unzureichende 30
    Wichtigkeit der 56/57
    siehe auch Diät
Essstörungen 27

Fett
    Einlagerung 10, 11
    Kaloriengehalt 57
Fettleibigkeit 20, 27
Fettzellen 20, 21
Fischöl 75
Fluorid 68
Frauen, Nährstoffbedarf von 57, 58, 60, 62, 64, 65, 66, 67, 69, 70, 71, 72
Freie Radikale 24, 74

Gelenke 12, 51
Gelenkprobleme 27, 32–3, 39, 72
Gesättigte Fettsäuren 77
Gewichtsbelastung, Übungen mit 17, 31, 41/42, 123
Gewichtsreduktion 39, 81
Glykämischer Index, niedriger 87, 109, 118

Haltungsübungen 42
Handgelenke, Übungen für die 45, 47, 51
Hauptzutaten
    Avocados 90
    Bohnen, grüne 97, 100
    Bohnen, schwarze 102
    Bohnenmus 89
    Butterbohnen 92, 93
    Butternusskürbis 95
    Datteln 110
    Eier 85, 90
    Fisch 90, 97, 101, 104, 106
    Grünkohl 104
    Hähnchen 98, 107, 115
    Haferflocken 110, 111, 118, 119
    Halloumi 88
    Kartoffeln 107
    Kichererbsen 114
    Kürbis 92
    Lachs 90
    Linsen 100, 109
    Mais 102
    Möhren 112
    Nudeln 103
    Nussbuttersorten 110, 119
    Nüsse 118, 120
    Obst 84, 87, 111
    Pilze 88
    Quinoa 102
    Reis 98, 106, 108
    Rindfleisch 108
    Salat 115
    Salatblätter 97
    Samen 87, 104, 118
    Spinat 85, 88, 95, 96
    Süßkartoffeln 101, 104, 109
    Tofu 103, 117
    Tomaten 88, 96
    Trockenfrüchte 118
Herzinfarkt 39, 76, 75, 78
Hirnanhangdrüse 20, 21
Hormone
    Calcitonin 19, 24
    Calcitriol 19, 21, 61
    Cortisol 20, 21, 24, 25
    Leptin 20, 21, 26

Melatonin 20, 21, 26
Östrogen 17, 19, 21, 24, 28, 72
Osteocalcin 13
Parathormon 18, 21, 25, 27
Schilddrüsenhormon 19
Testosteron 19, 21
Hormonersatztherapie (HET) 28, 31
Hormonproduktion 10
Hormonstörungen 26
Hüfte, Übungen für die 44, 45, 48, 50, 53

Immunsystem 10, 23, 32, 33, 64
Insulin 20, 21, 76

Jugendzeit 12, 16, 20, 22, 23, 27, 29, 58, 65, 66, 70, 79

Kalium 12, 69, 93, 101, 104, 107, 108, 114, 120
Kalorien 57
Ketogene Diät 81
Kindheit 12, 16, 20, 23, 34, 58, 64, 68
Knie, Übungen für die 44, 50
Knöchel, Übungen für die 50
Knochen
    Aufbau 12, 41
    Bildung und Regeneration 13–17, 20
    Erweichung 34
    Fehlbildungen 73
    Funktionen 10
    Gesundheitsfaktoren 22–28
    Schutzfunktion 10
    Struktur 10–11
Knochenaufbau 12, 41; *siehe auch* Remodeling
Knochenbrüche 7, 16, 25, 38
    Risikofaktoren 19, 20, 26, 27, 67
    Vorbeugung 16, 38
Knochendichte 26
    Einflussfaktoren 17, 22, 66
    Risikofaktoren 28, 29–30
Knochendichte, maximale 16, 29730, 31, 58, 65, 70, 79
Knochenerkrankungen 29–35
Knochenmark 11
Knochenscan 29, 59
Knochenstärkendes Workout 42–53
Knochentransplantation 67
Knorpel 12, 16, 73
Koffein 77
Kohlenhydrate 57, 81, 109

Kollagen 12, 13, 30, 58, 64, 67, 70, 73
Koordination 44
Körpergewicht 22/23, 123
Körpergröße 22, 23
Kortikalis 10, 66
Kupfer 67, 92, 101, 104, 117, 119, 120
Kyphose 30, 43, 49

Laktose 59
Lebensalter 7, 12, 16/17; *siehe auch* Babyalter; Kindheit; Jugendzeit; Menopause
Leptin 20, 21

Magersucht 27
Magnesium 12, 66, 76, 92, 101, 104, 107, 108, 111, 114, 117, 119, 120
Mangan 73, 114
Männer, Nährstoffbedarf 57, 58, 60, 62, 64, 65, 66, 67, 69, 70, 71, 72
Maximale Knochendichte 16, 29/30, 31, 58, 65, 70, 79
Medikamente 20, 25/26, 28, 64, 65, 67; *siehe auch* Behandlung
Mediterrane Ernährung 78/79
Mehlanreicherung 70
Melatonin 20, 21, 26
Menopause 17, 19, 22/23, 28, 30, 57, 76
Menstruation 70
Mineral- und Nährstoffe 58–73
Mineralstoffspeicher 10, 14
Morbus Crohn 27
Mukoviszidose 27
Multivitamine 75
Muskelkraft 42
Muskeln, Übungen für
    Beine 46, 52
    Körpermitte 45, 47
    Rücken 45, 49, 52
Nähr- und Mineralstoffe 58–73
Nährstoffquellen
    Bor 72
    Calcium 59–60, 85, 92/93, 101, 104, 114/15, 117, 120
    Eisen 70, 85, 92/93, 96, 101, 104, 107/108, 111, 114, 117, 119/20
    Fluorid 68
    Kalium 69, 93, 101, 104, 107, 108, 114, 120
    Kupfer 67, 92, 101, 104, 117, 119/20
    Magnesium 66, 92, 101, 104, 107/108, 111, 114, 117, 119/20
    Mangan 73, 114
    Phosphor 63/64, 108, 115, 117, 119/20
    Protein 58, 84, 85, 89/90, 92/93, 95, 97, 100–103, 106–9, 111712, 114/15, 117, 119/20
    Vitamin A 92, 104
    Vitamin B 92, 101, 104, 107, 114
    Vitamin C 85, 92, 101, 104, 114
    Vitamin D 61, 62, 90, 95, 101, 108, 115, 120
    Vitamin E 92, 101, 104, 110
    Vitamin K 71, 90, 96, 104, 114
    Zink 65, 92, 101, 104, 108, 111, 114/15, 117, 119/20
Nahrungsergänzungsmittel 35, 61, 66, 70, 75, 123
Natrium 12, 76
Nebennieren 20, 21
Nebenschilddrüse 18, 21, 26
Nieren 19, 21, 80
Nierenerkrankungen 27, 64, 66, 67

Omega-3-Fette 75, 90, 106
Ossifikation 12
Osteoblasten 13, 14, 15, 19, 20, 26
Osteocalcin 13, 71
Osteoid 12
Osteoklasten 13, 14, 15, 19, 20
Osteomalazie 34/35
Osteopenie 29
Osteoporose 19, 24, 25, 28, 30/31, 38, 43
    Behandlung 31
    Risikofaktoren 26, 29–30, 31, 66, 73
    Symptome 30, 31
    Vorbeugung 30–1, 38
Osteozyten 13, 15
Östrogen 17, 19, 21, 24, 28, 72

Paleo-Diät 80/81
Parathormon 18, 21, 25, 27, 66
Pflanzliches Eiweiß 92, 93, 100, 102, 103, 109, 114, 117
Phosphat 10, 14, 15, 19, 34, 63/64, 66
Phosphor 12, 27, 63/64, 101, 108, 115, 117, 119, 120
pH-Werte im Blut 63, 69, 79, 81
Phytonährstoffe 74
Phytoöstrogene 74
Polyphenole 74

Präbiotika 74/75
Probiotika 74/75
Protein 12, 57, 58, 84, 85, 89, 90, 95, 97, 101, 106–108, 111, 112, 115, 119, 120; siehe auch Eiweiß, pflanzliches

Rachitis 34/35
Rauchen 17, 24/25, 31, 123
Remodeling, Knochen- 14–15; siehe auch Knochenaufbau
Rezepte
- Caesar-Sandwich mit Hähnchenbrust 115
- Dal mit aromatischem Grillgemüse 109
- Energiebällchen 119
- Geröstete Mandeln mit Parmesankruste 120
- Griechischer Chorta-Salat aus Spinat 96
- Hausgemachte Baked Beans auf Toast 93
- Hausgemachtes Hummus 114
- Herbstlicher Obst-Crumble 111
- Kernige Nussbutter-Haferkekse 110
- Knackiges Pad Thai mit Tofu 103
- Knuspermüsli mit Sommerbeeren 87
- Kürbis-Spinat-Tortilla 95
- Libanesisches Zitronenhähnchen 107
- Lunchbox-Salat mit Brathähnchen und Reis 98
- Ofenlachs mit Körnerkruste 104
- Pikante Bohnen-Burritos 89
- Powerriegel mit Obst und Nüssen 118
- Powerstart-Frühstücks-Smoothie 84
- Rinder-Köfte mit indischem Salat 108
- Röstbrot mit Spinat und pochierten Eiern 85
- Süßkartoffel-Fisch-Bratlinge 101
- Vegane Quinoa-Bohnen-Burritos 102
- Veganes Tofu-Gemüse-Sandwich 117
- Warmer Linsensalat mit Pesto 100
- Wraps à la Niçoise 97
- Wraps mit Rührei, Räucherlachs und Guacamole 90
- Würzige Kürbis-Bohnen-Suppe 92
- Würzige Makrele mit grünem Reis 106
- Würziger Möhrenkuchen mit Orangenglasur 112
- Würziger Veggie-Brunch aus der Pfanne 88

Rheumatoide Arthritis 27, 32, 33, 72, 75
Risikofaktoren
- Arthritis 32, 33
- Knochenbrüche 26, 27, 67
- Knochendichte 28, 29/30
- Osteomalazie 34
- Osteoporose 26, 29–30, 31, 66, 73

Salz 76
Schädel 16
Scherbruch 40
Schichtarbeit 26
Schilddrüse 19
Schilddrüsenhormon 19, 26
Schlaf 26, 123
Schlaganfall 39, 76
Schultern, Übungen für die 51
Schwangerschaft 17
Selen 114
Serotonin 20, 21, 25/26
Skelett 10, 12
Sodbrennen 28
Sonnenlicht 35, 61, 62, 75
Spongiosa 11
Sport und Knochen 24, 37–42
Stauchung, Knochen- 40, 42, 49
Stillen 17
Stoßbelastung, Übungen mit 42
Stress 25/26, 123
Strontium 12
Symptome
- Arthritis 33
- Osteomalazie 34
- Osteoporose 30, 31

Tagesbedarfe
- Bor 72
- Calcium 60
- Eisen 70
- Kalium 69
- Kalorien 57
- Kupfer 67
- Magnesium 66
- Mangan 73
- Phosphor 64
- Protein 58
- Vitamin D 62
- Vitamin K 71
- Zink 65

Tee 77
Teenager siehe Jugendzeit
Testosteron 19, 21
Überfunktion der Schilddrüse 26
Übung mit Gewichtsbelastung 17, 31, 41/42, 123
Übungen
- Ausfallschritt nach hinten 48
- Kniebeugen 46
- Knieheber 44
- Kreuzheben 52
- Liegestütz 51
- Plank auf den Händen 47
- Seit-Ausfallschritt 53
- Sidesteps 50
- Superman 49
- Vierfüßler-Balance 45

Vegane und vegetarische Ernährung 58, 60, 62, 65, 79
Vitamin A 92, 104
Vitamin B 92, 101, 104, 107, 114
Vitamin C 65, 67, 70, 85, 92, 101, 104, 114
Vitamin D 17, 19, 23, 25, 27, 31, 34, 35, 61/62, 66, 70, 72, 75, 76, 77, 90, 95, 101, 108, 115, 120, 123
Vitamin E 92, 101, 104, 110
Vitamin K 71, 90, 96, 104, 114

Wachstumsfaktor 20
Wachstumshormon 20, 21
Wasser 12
Wirbelsäule, Druck auf die 49

Zahnpasta 68
Zahnschmelz 68
Zelltypen 13
Zink 64/65, 92, 101, 104, 108, 111, 114, 115, 117, 119, 120
Zirbeldrüse 20, 21
Zöliakie 27
Zucker 76
Zugkräfte auf den Knochen 40, 42

DANKSAGUNG

Ich danke Victoria Marshallsay dafür, dass sie zu einem meiner Vorträge gekommen ist und sich dann wieder an mich erinnert hat, und Lisa Dyer für ihr Vertrauen und den Beistand in der letzten Phase. Bei Olly Figg bedanke ich mich dafür, dass er mir als Mentor immer mit Rat und Tat zur Seite steht, und meinem Mann Tom danke ich dafür, dass er mein Cheerleader ist.

Danke an Heather Thomas für die köstlichen Rezepte und an Bianca Sainty dafür, dass sie die wissenschaftlichen Grundlagen in praktische, gut durchführbare Übungen umgesetzt hat.

Und nicht zuletzt gilt mein Dank den zahllosen Wissenschaftlern, deren Erkenntnisse uns einen Einblick in die faszinierenden, komplexen Abläufe in unserem Körper gewähren.

Jo Travers

ES WIRKTEN MIT:

Bianca Sainty ist Personal Trainerin und Gründerin von Pod Fitness, spezialisiert auf Outdoortraining. Die frühere Fernsehproduzentin erwarb 2013 ihren Personal-Training-Abschluss an der YMCAFit in London. Zu ihren weiteren Qualifikationen zählt auch Anti-Osteoporose-Training für ältere Menschen. Auf Biancas YouTube-Kanal „Workout with B" können Sie mit ihr Gymnastik machen oder sie über Instagram (@biancasainty) kontaktieren.

Heather Thomas ist Autorin und Herausgeberin zum Thema Essen und hat schon einige Gesundheits- und Kochbuch-Bestseller geschrieben, darunter *The Avocado Cookbook* und *The Greek Vegetarian Cookbook*. Sie hat schon mit vielen Top-Köchen, Ernährungswissenschaftlern, Frauengesundheits- und wohltätigkeitsorganisationen zusammengearbeitet.

BILDNACHWEIS

Shutterstock, Inc: S. 4 l., 8 Xray Computer; S. 10 NastyaSigne; S. 11 Alexander_P; S. 12, 32 elenabsl; S. 13 Arisa_J; S. 15 VectorMine; S. 16 naulicrea; S. 17, 35 Double Brain; S. 18 Designua; S. 21 Andrii Bezershenko; S. 21 u.l. PeoGeo; S. 22, 23 o.r., 25 l., 26 r., 28 Rahib Valiyev; S. 24 o. vectorchef; S. 24 u. Sulee_R; S. 25 r. Art studio G; S. 26 l. NirdalArt; S. 30 Neokryuger; S. 4 r., 36 Goran Bogicevic; S. 39 ESB Professional; S. 43 Iryna Inshyna; S. 44, 48, 50, 51 F8 studio; S. 45 fizkes; S. 46 Tatyana Chaiko; S. 47 Ansoul; S. 49 Mihai Blanaru; S. 52 ruigsantos; S. 53 Kotin; S. 5 l., 54 Alexandra Anschiz; S. 56 Natalia Lisovskaya; S. 58 nadianb; S. 59 New Africa; S. 61 Ekaterina Markelova; S. 62 yanikap; S. 63 Eva Gruendemann; S. 65 Veliavik; S. 67 Subbotina Anna; S. 68 luchschenF; S. 69 ch_ch; S. 71 Svetlana Lukienko; S. 72 o. Liliya Kandrashevich; S. 72 u. tarapong srichaiyos; S. 73 mangkenark; S. 74 Elena Hramova; S. 76 o. alesjab; S. 76 u. Fascinadora; S. 77 Evgeny Karandaev; S. 78 Foxys Forest Manufacture; S. 81 Nina Firsova. © **Welbeck Non-Fiction Limited:** S. 21, 23 u.l., 35, 40. **Izy Hossack** © **Welbeck Non-Fiction Limited:** 5 r., 82–121.

Chefredakteurin: Victoria Marshallsay **Designerin:** Louise Evans
Fotograf: Izy Hossack **Food-/Prop-Stylistin:** Dominique Eloise Alexander
Lektorin: Anna Cheifetz **Korrektorin:** Jane Birch **Register:** Angie Hipkin
Produktion: Gary Hayes